COMMENT *ne pas* AVOIR UNE CRISE CARDIAQUE

Ouvrage dirigé par Valérie de Sahb
Graphisme de couverture et maquette intérieure : Laetitia Kalafat
Relecture : Alice Yonnet-Droux

Département d'Hugo et Cie
34-36, rue La Pérouse, 75116 Paris
www.hugoetcie.fr

ISBN : 9782755633269
Dépôt légal : mai 2017
Imprimé par Corlet
N° d'imprimeur : 186669

FABIEN GUEZ,
CARDIOLOGUE

COMMENT ~~ne pas~~ AVOIR UNE CRISE CARDIAQUE

Illustrations de
LEFRED-THOURON

Hugo Doc

Je ne dédierai pas ce bouquin :

- *aux extrémistes de la forme,*
- *aux ayatollahs des régimes,*
- *aux fumeurs se plaignant de la pollution,*
- *aux culpabilisateurs médicaux,*
- *aux érudits de l'Internet médical,*
- *aux pessimistes invétérés,*
- *et aux politiques qui n'ont toujours rien compris à la santé !*

Mais je le dédierai sûrement :

- *à Fran, ma moitié italienne,*
- *à Jérémie, Bianca et Antoine, mes amours franco-italiens,*
- *à Léon Roger, le père le plus cool de la planète,*
- *à Simone, la mère la plus... mère de l'histoire,*
- *à mes deux sœurs,*

- *à Lefred-Thouron, dessinateur génial, qui a accepté d'illustrer ce livre.*

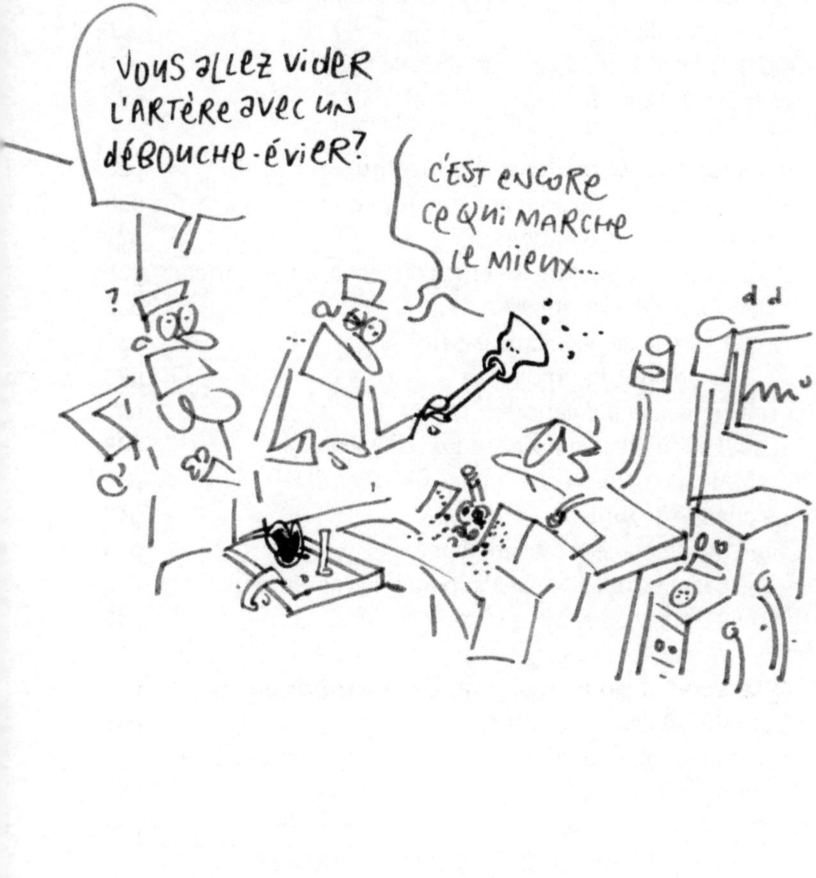
VOUS ALLEZ VIDER L'ARTÈRE AVEC UN DÉBOUCHE-ÉVIER?
C'EST ENCORE CE QUI MARCHE LE MIEUX...

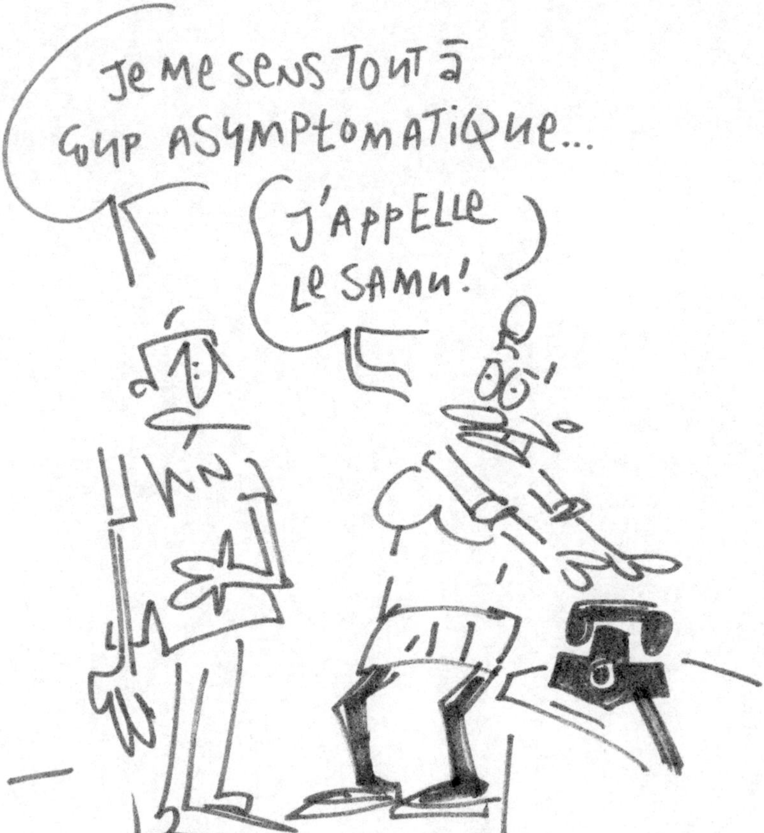
Je me sens tout à coup asymptomatique...
J'appelle le SAMU !

Non-préface

J'ai la chance inouïe de recevoir dans mon cabinet parisien une « patientèle » qui est une véritable mosaïque humaine de toutes les couches sociales, culturelles, géographiques, politiques, religieuses...
Dans la même journée, je peux côtoyer la concierge portugaise, souriante, généreuse, l'ambassadeur, l'écrivain célèbre ou inconnu, l'acteur de cinéma ou de théâtre hypocondriaque, le chômeur ou le patron du CAC 40, le politique, le juge, l'étranger de passage à Paris ou le provincial, la sœur ou le rabbin, le sportif célèbre ou anonyme, tous dans la même salle d'attente, tous égaux devant la blouse blanche. Et je regrette souvent de ne pas avoir le temps de discuter plus longtemps avec eux, hors du contexte médical, pour mieux connaître leur vie, leur métier, leurs idées. J'aime mes patients et ils me le rendent bien, et malgré la barrière professionnelle, je suis heureux d'avoir pu concrétiser de vraies amitiés qui ont dépassé la sphère médicale. C'est la raison pour laquelle, sauf maladie ou impossibilité matérielle, je continuerai de me rendre utile en exerçant le plus longtemps possible le beau métier du monde.
Dans ma grande prétention, ou naïveté, j'ai cru pouvoir trouver facilement parmi mes patients une personne, célèbre ou pas, ayant subi un accident cardiovasculaire, pour préfacer ce modeste ouvrage. J'ai cherché, appelé, proposé, supplié, menacé... en vain. De refus gêné en refus catégorique, ma capacité de persuasion n'a pas dépassé l'envie des mes protégés de lever le secret de leur affection. Force fut de constater que révéler

une affection cardiaque était aussi tabou qu'annoncer sa séropositivité ou son cancer. En 2017, on n'ose toujours pas évoquer sa maladie, aussi bien traitée soit-elle !

Le secret médical étant le fondement de mon métier, et n'ayant eu moi-même, pour l'instant, aucun problème de santé et encore moins cardiaque, j'ai décidé de vous montrer tout ce qu'il fallait faire pour provoquer un problème cardiovasculaire. À vous donc de choisir si vous avez envie de devenir le préfacier de mon prochain livre.

Introduction

Tabac, exercice physique, cholestérol, HTA, diabète, surpoids, stress, alcool, femme, climat et pollution !
En 2017, le grand public est surinformé par les différents médias, télévision, presse papier, radio, et maintenant Internet.
Tout le monde sait qu'il ne faut pas manger gras, sucré, salé, qu'il faut faire de l'exercice ; c'est dit et écrit partout.
C'est pourquoi quand je pose la question à un patient, la réponse est systématiquement la même : « Docteur, bien sûr que je ne mange ni gras, ni salé, ni sucré, ils le disent à la télé ! » À la question : « Consommez-vous de l'alcool ? » « Pas du tout, que du vin... » À la question : « Faites-vous de l'exercice ? » « Non, pas en ce moment, mais j'en ai tellement fait avant. »

Hélas, plus informé ne veut pas dire mieux informé. Lire ne veut pas dire savoir ; écouter ne veut pas dire comprendre, et surtout bien interpréter.
J'ai passé vingt ans de pratique médicale à donner des conseils de règles hygiéno-diététiques, des recommandations sur l'exercice physique, des tuyaux pour améliorer les performances et le plaisir, des conseils sur la prise des médicaments et pourquoi les prendre. Malgré mon QI largement au-dessus de celui d'Einstein, ma pédagogie qui frise la perfection et mon sens inné de la communication, rien n'y fait, les gens m'écoutent, sont d'accord avec moi dans mon cabinet de consultation, et à peine sortis, ils en oublient les trois quarts.

Le titre de mon premier article qui était « Les fumeurs ont peur, mais ils fument », résume bien le comportement des gens : ils savent mais ils zappent.
De plus, les affections cardiovasculaires font partie des maladies « propres », de nombreuses affections sont asymptomatiques, c'est-à-dire sans aucun symptôme, et évoluent insidieusement. L'hypertension artérielle est neuf fois sur dix asymptomatique, le cholestérol élevé ne donnera aucun symptôme jusqu'à l'accident, un diabète apparu après 50 ans ne sera diagnostiqué que sur une analyse sanguine de routine. En gros, une artère, pourtant rétrécie de plus de la moitié de son calibre, ne donnera pas de symptôme clinique.
Et la cardiologie a fait de tels progrès qu'un patient qui a une artère du cœur bouchée ou quasiment bouchée sera pris en charge très rapidement, l'artère sera très rapidement débouchée et, sauf rares complications immédiates, le patient sortira quelques jours plus tard, sur ses deux pieds, en forme. Le revers de la médaille est que ces progrès fabuleux du diagnostic et du traitement tendent à « banaliser » cette maladie de l'artère pourtant sérieuse et évolutive si le patient ne respecte pas certaines règles. Il n'a plus la même notion qu'auparavant de la dangerosité de son affection puisqu'entre l'apparition des premiers symptômes et sa sortie d'hospitalisation ne se seront passés que quelques jours.
Il n'est donc pas facile de faire prendre conscience d'un danger sans passer pour un rabat-joie, un trouble-fête, un sermonneur, bref un raseur. D'autant que j'ai une sainte horreur de toute forme de répression envers mes proches ainsi qu' avec les patients.
Et je ne me vois pas dire à un de mes patients transformé en légume par une hémiplégie ou se tordant de douleurs à la poitrine : « Vous voyez, si vous m'aviez écouté ?! » IMPOSSIBLE !
Il m'est donc venu à l'idée d'essayer une nouvelle technique, le second degré... Vous avez décidé de faire une crise cardiaque... je vais vous y aider. Mais pour devenir cardiaque, il faut savoir de quoi on parle.

QUIZ DU CŒUR

Il existe une chance sur 110 millions de gagner à l'Euromillion.
Quelle est votre chance d'avoir une crise cardiaque ?
Vous n'avez pas calculé votre taux de cholestérol depuis plus de cinq ans. ♡
Vous fumez (peu ou beaucoup). ♡
Vous avez plus de 50 ans et jamais consulté de cardiologue. ♡
Vous êtes plus ou moins sédentaire. ♡
Vous ne faites pas vraiment attention à ce que vous mangez. ♡

Scores
Vous avez coché 1 ♥ : il suffit de peu de chose pour éviter le gros lot.
Vous avez coché 2 ♥ : une bonne prise de conscience et vous diminuez largement vos chances de gagner le gros lot.
Vous avez coché 3 ♥ : sans aide extérieure, vos chances commencent à devenir sérieuses de gagner le gros lot ou du moins un lot de consolation.
Vous avez coché 4 ♥ : sauf ingérence de la part de votre médecin, le gros lot est largement à votre portée.
Vous avez coché 5 ♥ : ne changez rien, le gros lot vous est acquis dans les cinq ans.

D'un point de vue strictement académique, une personne dite cardiaque est une personne dont le cœur est malade et ne remplit plus sa fonction de manière satisfaisante.
Vous imaginez bien qu'il peut y avoir mille causes pouvant altérer la fonction cardiaque, des causes inflammatoires, des causes génétiques, des causes tumorales, des causes infectieuses, des causes hormonales, des causes environnementales comme la pollution, des malformations, j'en passe et des meilleures...
Mais dans le langage courant, devenir cardiaque, c'est faire une « crise cardiaque » ou un infarctus du myocarde, *heart attack* chez nos amis anglo-saxons. Et c'est dans cette direction que je vous ferai aller si vous suivez bien mes propos.

Infarctus est un terme générique qui veut dire nécrose, lorsqu'un organe ou une partie d'un organe ne reçoit plus de sang et donc son oxygène. Ce sang n'arrive plus parce qu'une artère s'est bouchée. S'il s'agit d'une artère du cœur (coronaire) qui se bouche, c'est un infarctus du myocarde ; si c'est une artère du cerveau, c'est un accident vasculaire cérébral, si c'est une artère de jambe, on parle d'artérite des membres inférieurs.
INFARCTUS du MYOCARDE, INFARCTUS CÉRÉBRAL (accident vasculaire cérébral, AVC), c'est la même maladie.
Évidemment, l'infarctus sera d'autant plus grave que l'artère bouchée sera grosse, et d'autant moins grave que l'artère sera petite. Le plus souvent, lorsque l'artère bouchée est de très petit calibre, la partie du cœur nécrosée est si petite qu'il n'y a aucun symptôme et l'accident peut passer inaperçu. Mais il est plutôt rare qu'une seule artère soit rétrécie, car la maladie est générale et d'autres rétrécissements de 20, 30, 40, 50 % peuvent se situer partout sur les artères, toujours sans symptôme.

COMMENT ET POURQUOI UNE ARTÈRE SE BOUCHE

Une artère se rétrécit quand sa paroi est infiltrée par des plaques de graisse (ou plaques d'athérome). Lorsque le rétrécissement est important, le sang qui passe n'a plus un écoulement fluide mais tourbillonne. Et lorsque le sang tourbillonne, il coagule. C'est le caillot de sang (ou thrombus) qui va obstruer la partie de l'artère rétrécie.
Pourquoi une artère se rétrécit-elle et se bouche-t-elle ?
Une artère se rétrécit lorsque sa paroi est agressée par différents facteurs que nous verrons par la suite, patience !
Pourquoi aurons-nous toujours plus de chances d'avoir une crise cardiaque ?
Parce que la population vieillit.
Parce que l'épidémie de diabète et d'obésité va s'aggraver.
Parce que l'air est plus pollué.
Parce que le contexte économique délétère nous stresse.

COMMENT AUGMENTER SES CHANCES D'AVOIR UN ACCIDENT CARDIOVASCULAIRE

On peut, plus ou moins facilement, à plus ou moins long terme, augmenter ses chances d'avoir un accident cardiovasculaire : en agissant sur les facteurs de risque cardiovasculaire.

Un facteur de risque cardiovasculaire (FdRCV) est un élément qui augmente les risques d'avoir un accident cardiovasculaire.

Rassurez-vous, s'il y a des facteurs de risque sur lesquels on ne peut pas agir, d'autres vous permettront d'aller jusqu'à l'accident. Et c'est en associant des facteurs de risque cardiovasculaire (FdRCV) que vous augmenterez votre risque d'avoir une crise cardiaque.

Hélas, en médecine, on n'est pas en mathématiques, 1 + 1 n'est pas égal à 2 mais à beaucoup plus.

Les facteurs de risque cardiovasculaire ne s'additionnent pas mais se multiplient.

Pour mieux comprendre, si un FdRCV multiplie par 5 les chances d'avoir un accident cardiovasculaire, et si un autre le multiplie par 3, le fait d'avoir les deux facteurs ne multipliera pas par 8 mais par 30 ou 50 le risque d'accident cardiovasculaire.

QUELS SONT LES PRINCIPAUX FACTEURS DE RISQUE?

Les facteurs de risque sur lesquels on ne peut pas agir :

- Le sexe
- L'âge
- L'hérédité

Les facteurs de risque sur lesquels on peut agir :

- Le tabac
- Le diabète
- Le cholestérol
- L'hypertension artérielle
- Le surpoids
- La sédentarité
- Le stress
- L'alcool

Pourquoi?

1) Le sexe : le fait d'être un homme multiplie le risque d'infarctus du myocarde par 2.
2) L'âge : après 60 ans, le risque est multiplié par 2.
3) L'hérédité multiplie le risque par 1,5.
4) Le tabac multiplie le risque par 5 !
5) Le diabète multiplie le risque par 2,5 (7 chez la femme !).
6) L'hypertension artérielle multiplie le risque par 5 (et par 12 le risque d'accident vasculaire cérébral).
7) Le surpoids multiplie le risque par 1,5 à 2.
8) La sédentarité multiplie le risque par 1,5 à 2.
9) Le stress multiplie le risque par 1,5.

Bon à savoir

Les femmes sont protégées de la crise cardiaque jusqu'à la ménopause. Après, elles rattrapent et dépassent même les hommes, elles n'y peuvent rien.
Le surpoids est un facteur de risque, pire encore si l'on ne considère que la balance. Lorsque l'on fait des efforts alimentaires pour maigrir, l'effet est positif pour la santé, même si cela ne se traduit pas sur la balance.
Le surpoids est un facteur de risque, mais il vaut mieux être en léger surpoids mais stable que de faire le yoyo : grossir, maigrir.
Le tabac est un énorme facteur de risque, mais les effets nocifs de la cigarette cessent à la minute où l'on arrête de fumer.
L'hypertension artérielle est un facteur de risque, mais elle est souvent asymptomatique, on l'appelle le *silent killer*.

N'OUBLIEZ PAS

Seule 1 personne sur 10 meurt lors d'une crise cardiaque.
Les 9 autres démarrent une nouvelle vie faite :
- ✔ de médicaments ;
- ✔ de rééducation ;

✔ de stress ;
✔ de déprime ;
✔ de symptômes en tout genre ;
✔ de baisse de libido ;
✔ de rapports plus fréquents, plus intimes, plus réguliers avec mes collègues ;
✔ de réactions diverses et variées aux nombreux et indispensables traitements ;
✔ d'interventions chirurgicales éventuelles.

Heureusement, l'espérance de vie s'allongeant régulièrement, vous resterez plus longtemps « cardiaque ».

ET LE FACTEUR DÉCLENCHANT?

Attention : il y a une différence entre un facteur de risque (qui va participer au développement, souvent lent, de la maladie coronarienne) et le facteur déclenchant, qui peut faire brutalement basculer vers la crise cardiaque.

Chez le cardiaque qui s'ignore, le facteur déclenchant est souvent la goutte qui fait déborder le vase.

SI VOUS VOULEZ AJOUTER LE PETIT PLUS, LE VOICI!

✔ une consommation de cocaïne (multiplie par 23) ;
✔ un repas abondant ;
✔ une consommation de marijuana ;
✔ une émotion négative ;
✔ un effort physique ;
✔ une émotion positive ;
✔ une colère (multiplie par 3) ;
✔ un rapport sexuel ;
✔ une consommation massive d'alcool ;
✔ une exposition au trafic automobile ;

- ✔ une infection respiratoire ;
- ✔ une consommation de café importante ;
- ✔ la pollution atmosphérique.

Il existe bien sûr des différences individuelles, tout le monde ne répondant pas de la même façon à tous ces éléments. J'ai vu tout et son contraire au cours de ma carrière, des personnes ayant fumé cinquante ans et arborant des artères de jeune homme, des individus obèses de 90 ans, des personnes âgées ayant vécu toute leur vie dans des zones polluées, validant l'expression « l'exception qui confirme la règle ».

De nombreuses études se sont intéressées à ces cas, sans résultat flagrant. Entendons-nous bien, en médecine, on parle de statistiques issues d'études sur un nombre d'individus, certes souvent élevé mais pas aussi fréquentes que celles que l'on pourrait faire sur des animaux, ou dans des études dites *in vitro*. La recherche avec des êtres humains, et non SUR des êtres humains, est limitée non seulement par l'ampleur de la population étudiée mais aussi par des considérations éthiques, sociétales...

La médecine n'est pas, pour l'instant encore, une science exacte. C'est pourquoi une personne dite « à risque cardiovasculaire » ne va pas systématiquement développer un problème cardiaque.

CE N'EST PAS UNE RAISON POUR FAIRE N'IMPORTE QUOI !!

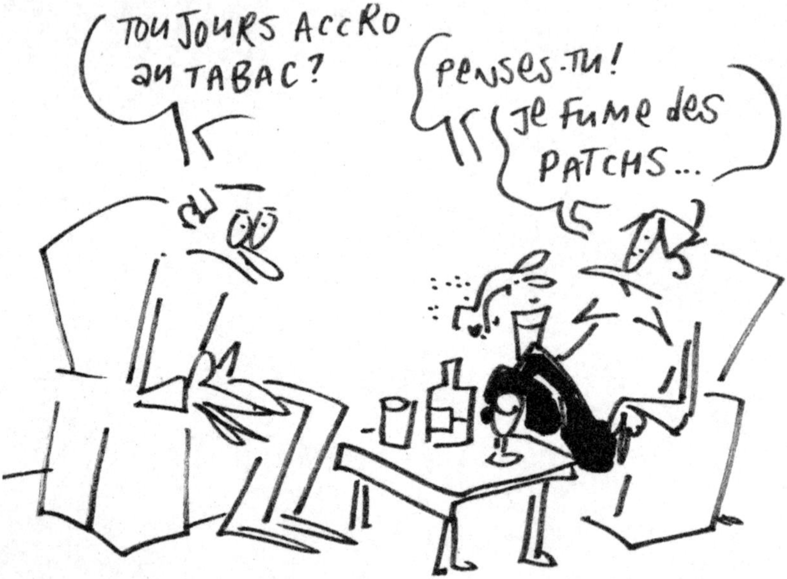
TOUJOURS ACCRO
AU TABAC ?
PENSES-TU !
JE FUME DES
PATCHS...

1

Le tabac... Le meilleur d'entre tous

Si vous fumez, vous devez faire un sans-faute.

QUIZ DU TABAC

1) 40 % des victimes d'infarctus du myocarde âgées de moins de 45 ans sont des fumeurs.
2) L'association tabac-pilule multiplie par 20 le risque d'infarctus.
3) Arrêter de fumer baisse de 20 % le risque d'infarctus dès la première année.
4) Le risque d'infarctus est proportionnel au niveau de consommation.
5) Fumer le narghilé ou la chicha n'atténue pas le risque d'infarctus.
6) Le tabac n'a pas d'incidence sur le cholestérol.
7) Fumer diminue la prise de poids.
8) Faire du sport atténue les effets du tabac.

Réponses

1) Faux, 80 %.
2) Vrai.
3) Faux, 50 %.
4) Faux, le risque est très présent et fort, même chez le fumeur dit « mineur ».
5) Vrai.
6) Faux, il diminue le bon cholestérol.
7) Faux.
8) Faux.

Mon premier article dans la célèbre revue de médecine de l'époque, *Tonus*, eut comme titre : « Les fumeurs ont peur mais ils fument. » Cela résumait et résume toujours assez bien le comportement complexe du fumeur et justifie à lui seul l'esprit de ce livre.

Les gens savent que fumer n'est pas bon pour la santé, les médias le disent depuis des décennies. Alors pourquoi, malgré toutes les campagnes anti-tabac, malgré toutes les actions plus ou moins répressives, un Français sur trois fume-t-il ?

Une des qualités primordiales en médecine, c'est de dire la vérité, qui est à la base de toute pédagogie, la vérité qui va permettre au patient de peser le pour et le contre, de choisir en toute liberté, de trouver une motivation et d'agir de plein gré, en connaissance de cause.

POURQUOI TANT DE PERSONNES FUMENT-ELLES?

La première et principale raison que les donneurs de leçons et politiques en tout genre oublient, c'est que fumer est au départ un plaisir, avant d'être une addiction. « Le tabac est la seule volupté que les Romains ne connaissaient pas », écrivait Pierre Louÿs. Fumer est un véritable geste social, notamment chez le jeune. Il marque, en début d'adolescence, la fin d'une vie complètement « contrôlée » physiquement et psychiquement par la famille, et le début d'une certaine autonomie. Toujours chez le jeune, fumer donne l'impression d'accéder à une communauté de semblables, répond à un désir de conformité, fumer donne un semblant d'assurance à un âge où l'on désespère de ne pas en avoir, sans compter le côté « rebelle » de l'interdit.

D'autre part, les psychiatres confirment que l'acte de fumer stimule ou déstresse selon les moments, qu'il permet de marquer une pause intellectuelle, voire d'améliorer la concentration et l'inspiration. Serge Gainsbourg n'a-t-il pas sacrifié sa santé pour nous offrir ses plus belles mélodies, le plus souvent écrites sous l'emprise de l'alcool et de la fumée de Gitanes ?

La deuxième raison est le côté abstrait et lointain de la maladie. Allez dire à un jeune fumeur en parfaite santé que dans trente ans, il aura une chance sur cent d'avoir un cancer du poumon ! Quand on a 20 ans, on se sent invincible, immortel, intouchable par la maladie, et se projeter trente ans après relève de l'utopie.
La troisième raison, c'est qu'à l'inverse de l'alcool et des autres drogues dures, le tabac n'agit pas sur la vigilance, il n'endort pas et n'entraîne pas de troubles du comportement pouvant représenter un danger pour l'ordre public, sauf si vous fumez au volant ou intoxiquez votre voisin par la tabagie passive.
Enfin, la dernière raison et non des moindres est que le tabac n'est pas interdit !
Il faut donc dire la vérité à nos amis fumeurs et ne pas les prendre pour des délinquants ni privilégier le côté alarmiste ou répressif.

LES RISQUES POUR LE FUMEUR

Mais qui dit vérité dit vérité dans les deux sens.
Le tabac, ce n'est pas que le cancer du poumon qui arrive longtemps après, avec une chance sur cent. Si vous croyez en votre bonne étoile, ce n'est pas cette raison qui va vous faire vite arrêter de fumer.
D'autres sympathiques inconvénients et maladies le plus souvent insidieuses s'installent très rapidement et très sûrement.
Sur le plan cardiovasculaire, c'est quasi inéluctable et à vitesse variable :

- Les artères s'encrassent deux fois plus vite.
- Le cœur s'accélère (toutes les études montrent un rapport étroit entre fréquence cardiaque et espérance de vie).
- Les artères se contractent.
- La pression artérielle monte.
- Le bon cholestérol qui protège nos artères diminue.
- Les veines des membres inférieurs se dilatent (varices).

Le sang devient plus coagulable, aussi bien celui des artères que celui des veines. Associé à la pilule, il augmente le risque de thrombose veineuse, la phlébite (caillot de sang dans une veine

de jambe), et l'embolie pulmonaire (quand ce même caillot a migré dans le poumon et bouché une ou plusieurs branches de l'artère pulmonaire).
Au Canada, les adolescentes qui fument ne sont pas plus enclines à perdre du poids que celles qui ne fument pas, mais les garçons du même groupe d'âge qui fument mesurent en moyenne 2,54 cm de moins que ceux qui restent loin du tabac.
C'est ce qu'indique une nouvelle étude, dont les auteurs disent qu'elle pourrait avoir d'importantes implications pour la santé publique, d'autant que plusieurs jeunes fumeuses affirment griller des cigarettes pour contrôler leur poids.

LES CONSEILS AUX FUMEURS(EUSES) POUR AVOIR UNE CRISE CARDIAQUE

✔ Fumez, 6 ou 20 cigarettes par jour, le risque est à peu près le même.
✔ Démarrez très jeune.
✔ Si vous avez des symptômes, quels qu'ils soient pendant un effort, gardez-le pour vous.
✔ Si vous avez mal aux mollets quand vous marchez, surtout forcez-vous.
✔ Prenez la pilule (pour la femme) si vous fumez.
✔ Privilégiez des cigarettes plus « light ».
✔ Vivez avec un(e) fumeur(euse).
✔ Diminuez votre consommation tabagique sans vous arrêter.
✔ Fumez juste avant ou juste après un effort physique.
✔ Fumez quand vous êtes malade.
✔ Ne traitez pas votre hypertension artérielle.
✔ Ne corrigez pas votre cholestérol.
✔ Pratiquez le sport que vous voulez sans contrôle médical.
✔ Et surtout, si vous avez arrêté... reprenez bien sûr !

POUR ENFIN COMPRENDRE LES EFFETS DU TABAC SUR VOS ARTÈRES

Pourquoi, chez le fumeur, c'est l'accident cardiaque qui révèle la maladie ? Les effets du tabac sur les artères sont lents, insidieux et surtout silencieux pendant des dizaines d'années.

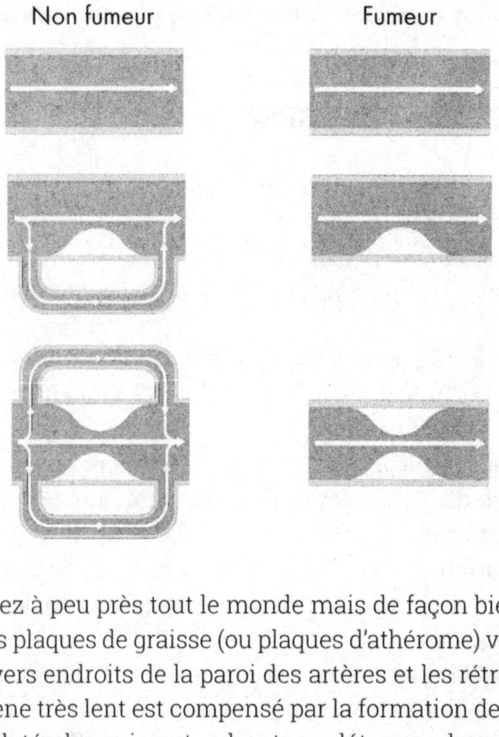

Chez à peu près tout le monde mais de façon bien sûr variable, des plaques de graisse (ou plaques d'athérome) vont se former à divers endroits de la paroi des artères et les rétrécir. Ce phénomène très lent est compensé par la formation de petites artères collatérales qui vont « shunter », détourner les rétrécissements et compenser ainsi la baisse de débit.

Le seul produit qui empêche la formation de ces artères collatérales est le tabac !

Le tabac encrasse donc lentement la paroi des artères dans différents segments de façon aléatoire.

Des plaques de graisse vont se former et rétrécir lentement la lumière d'une ou plusieurs artères.

Jusqu'à 60 % de rétrécissement, le sang qui passe a un écoulement fluide, laminaire. Au-dessus de 60 %, le sang commence à tourbillonner. Et quand le sang tourbillonne, il a tendance à coaguler. Un caillot (ou thrombus) va se déposer sur la plaque de graisse et majorer très rapidement le rétrécissement, voire obstruer l'artère.
Les fumeurs auront compris que le tabac est une bombe à retardement.

VOUS VOULEZ DES CHIFFRES?

Les jeunes

➻ Les jeunes sont physiologiquement deux fois plus sensibles au tabac que les adultes.
➻ Les jeunes deviennent dépendants bien plus vite : un ado sur deux qui a essayé de fumer entre 11 et 15 ans va continuer par la suite.
➻ Près de 50 % des personnes âgées de 18 à 34 ans fument.
➻ 37 % des adolescents fumeurs de 11 à 15 ans estiment ne pas pouvoir se passer de cigarette.
➻ 9 % des 9-11 ans ont déjà fumé. En 2007, ils n'étaient « que » 4 %.
➻ Les produits d'aide au sevrage, type patch, ne sont pas utilisables avant 15 ans.

Le cœur et les artères

➻ 80 % des victimes d'infarctus du myocarde âgées de moins de 45 ans sont fumeuses.
➻ 70 000 à 100 000 personnes souffrent d'une thrombose (présence d'un caillot dans une veine) provoquée par le tabac. Fumer 40 cigarettes par jour ou plus multiplie par 9 le risque cardiovasculaire.
➻ Le risque lié à la pipe et au cigare est le même qu'avec la cigarette (respectivement 3,3 et 2,98).

L'espérance de vie

➻ Le tabac reste la première cause de mortalité évitable en France.
➻ L'espérance de vie d'un fumeur est augmentée de 6 ans si

l'arrêt du tabac s'effectue à 50 ans ; elle est de trois ans si cet arrêt survient à 60 ans.

➻ L'espérance de vie d'un fumeur est augmentée de 9 ans si l'arrêt du tabac survient à 40 ans.

➻ Un fumeur régulier sur 2 meurt prématurément des suites de son tabagisme, dont la moitié avant l'âge de 65 ans.

QUIZ DE L'ARRÊT DU TABAC

1) Les substituts nicotiniques peuvent devenir toxiques à la longue.
2) Le cigare est aussi toxique que la cigarette sur le plan cardiovasculaire.
3) Les substituts nicotiniques sont à prendre avec précaution chez les coronariens, de surcroît ceux ayant eu un infarctus du myocarde.
4) L'arrêt du tabac fait grossir de plus de 10 kg dans 25 % des cas.
5) Il n'y a pas d'âge pour bénéficier des effets de l'arrêt du tabac.

Réponses

1) Faux. On peut utiliser les substituts nicotiniques pendant des années sans risque.
2) Vrai, si la chaleur de combustion de la fumée du cigare est plus basse, donc moins toxique pour la sphère ORL, il s'agit quand même de la combustion du tabac qui, elle, produit le monoxyde de carbone.
3) Faux. Leur utilisation est même conseillée si besoin.
4) Faux, dans moins de 10 % des cas. Il faut dire qu'en moyenne le fumeur est un peu plus maigre que le non-fumeur du fait d'une hyperactivité du système sympathique et d'une certaine résistance à l'insuline. Le fait de se sevrer ferait retrouver le poids que la personne aurait eu si elle n'avait jamais fumé. À noter que 16 % des sevrages entraînent une perte de poids ! De plus, quelques études montrent que les substituts de sevrage limitent la prise de poids.
5) Vrai. Même après 80 ans, on retrouve des effets bénéfiques.

Au tout début des années 1980, j'étais étudiant en médecine à Lariboisière dans le service de cardiologie du regretté Professeur Slama, être humain extraordinaire, doué d'un grand sens de l'humour, et parmi les meilleurs cardiologues au monde. Il avait fondé l'école de rythmologie et avait même découvert une maladie cardiaque qui touchait le ventricule droit. Il était respecté par la communauté cardiologique tout entière. Et pourtant, il fumait entre un et deux paquets de cigarettes par jour ! Je me souviens d'avoir assisté à des scènes mythiques et surréalistes comme lors de la « visite » quotidienne du service de cardiologie. Nous étions près d'une trentaine, infirmiers, externes, internes à le suivre en meute, passer de chambre en chambre et le voir examiner les malades hospitalisés. Il tenait alors son stéthoscope d'une main pour ausculter le patient, et de l'autre... une cigarette allumée ! Aujourd'hui, il serait passible de perpète. En grand cordonnier mal chaussé, il n'arrêta jamais sa drogue favorite et mourut « quand même » à 80 ans, après de nombreux problèmes de santé les vingt dernières années.

Comment imaginer un service de médecine enfumé en 2016...

Un autre de mes chefs de service aimait à comparer les femmes qui subissaient la fumée de leurs maris à des femmes battues. Sans être aussi catégorique, il est vrai que fumer en présence d'une personne l'oblige en quelque sorte à fumer avec vous, ce qui n'est pas très généreux. Le comble, que je constate souvent : ce sont les anciens fumeurs qui supportent le moins la fumée des autres, après avoir intoxiqué leur entourage des années durant !

Je ne suis que rarement d'accord avec le syndrome français qui consiste à légiférer toutes les cinq minutes au moindre problème de société et prendre les concitoyens pour des demeurés justifiant d'une assistance rapprochée. J'ai toujours pensé qu'une bonne pédagogie valait mieux qu'une interdiction ou une sanction. Au rythme où on va, on interdira bientôt aux automobilistes de s'engueuler dans leur voiture. Les Français ont besoin de conseils, ont besoin de comprendre pour décider d'eux-mêmes et aller dans le bon sens. Un des pires exemples, parmi tant d'autres que

notre ministre de la Santé nous a fait subir, est l'interdiction des marques favorisant la consommation de tabac comme Vogue, Allure, Sveltesse. C'est vraiment prendre les Français pour des abrutis. Autant interdire la marque Diesel, qui nous pousse à acheter des voitures Diesel, ou le parfum Poison, qui pousse au crime... Éduquer ! Informer ! et non légiférer !
Mais il m'arrive « très exceptionnellement » de me tromper, et force est de constater que l'interdiction de fumer dans les lieux publics a considérablement et positivement influé sur la santé de la population. Les barmen peuvent remercier la loi de 2007. À noter toutefois un certain relâchement dans le respect de cette loi. Et ça, c'est dommage.

QUIZ DU TABAGISME PASSIF

1) Le tabagisme passif, c'est quand on vous force à fumer.
2) Le tabagisme passif augmente le risque cardiaque de 10 %.
3) La moitié des décès liés au tabagisme passif sont cardiovasculaires.
4) Le tabagisme passif est une source de pollution plus dangereuse que la pollution atmosphérique.
5) La fumée que respire le tabagique passif est moins dangereuse que celle inhalée par le fumeur.
6) Heureusement, le tabagisme passif n'a pas d'incidence sur l'avenir cardiaque des enfants.

Réponses

1) Faux.
2) Faux, 30 %.
3) Faux, 2/3.
4) Vrai.
5) Faux, aussi !
6) Faux.

QU'EST-CE QUE LE TABAGISME PASSIF?

Le tabagisme passif, c'est inhaler la fumée de cigarette d'un ou de plusieurs fumeurs. On distingue deux types de fumée : la fumée qu'inhale le fumeur, ça c'est tant pis pour lui, et la fumée qu'il rejette et qu'inhale le non-fumeur. La fumée qui provient du bout incandescent de la cigarette et qui contient plus d'agents toxiques, est aussi dangereuse et ça c'est moins sympa. Et encore plus si on est dans une ambiance confinée, chambre, voiture...

À l'inverse de ce que l'on pourrait penser, il n'existe pas de seuil minimal d'exposition sans risque pour la santé, pas besoin d'être exposé des années durant, seules quelques minutes suffisent déjà pour agir négativement sur la santé de la « victime ». Et le piège, c'est qu'il ne faut pas se fier à l'odeur ni à la vue de la fumée, car si la fumée et l'odeur disparaissent vite, les particules toxiques, elles, restent en suspension dans l'air ou sur les vêtements beaucoup plus longtemps, parfois plusieurs jours.

Enfin, ne serait-ce que justice, non bien sûr, mais le fumeur qui fume avec d'autres s'expose à la double peine...

LES RISQUES DU TABAGISME PASSIF POUR LE CŒUR

✔ Le tabagisme passif augmente le risque cardiaque d'environ 30 %.

✔ Les deux tiers des décès liés au tabagisme passif sont cardiovasculaires.

✔ En effet, le tabagique passif subit les mêmes atteintes humorales, cellulaires, biologiques et hémodynamiques que le tabagique actif.

✔ Les femmes enceintes tabagiques passives ont de la même façon leur fœtus tabagique passif, avec risque accru de mort subite du nourrisson.

ET LE TABAGISME DIT « MODÉRÉ »?

Combien de patients me disent être tranquilles et à l'abri du risque sur leur santé parce qu'ils fument « peu » de cigarettes ou bien des cigarettes « light ». En fait, de nombreuses études ont montré que fumer de une à cinq cigarettes par jour doublait le risque d'avoir un infarctus du myocarde. Une consommation « modérée » de tabac multiplie par 2 le risque de mort subite, en particulier chez la femme. Pire, réduire sa consommation de tabac ne diminue pas le risque cardiovasculaire (étude écossaise de 2013), ce ne doit être qu'une étape pour s'arrêter complètement, et c'est à partir de ce moment-là que le risque diminue rapidement.

Le terme de cigarettes « light » devrait être interdit !

Aucune cigarette n'est innocente, le risque cardiaque augmente dès la première cigarette, à la différence d'une consommation alcoolique très modérée, en particulier avec du vin rouge.

D'OÙ VIENT LA DÉPENDANCE?

Lorsque l'on fume, la nicotine arrive très vite au cerveau et stimule des récepteurs particuliers. Ces récepteurs sont à l'origine de la sécrétion d'hormones, en particulier la dopamine, qui interviennent dans le plaisir et aussi l'appétit. La dopamine, « hormone récompense », est à l'origine de la dépendance. En effet, la nicotine a une très courte durée de vie, c'est-à-dire qu'elle va être rapidement détruite. Du coup, le fumeur doit refumer s'il veut maintenir un bon taux de nicotine dans le sang. La dépendance psychologique répond à des facteurs individuels complexes, le fumeur recherchant en fumant les effets psychoactifs de la nicotine, que ce soit pour calmer son angoisse ou stimuler ses facultés intellectuelles ou tout simplement y trouver du plaisir.

L' absence de toxicité des substituts nicotiniques (patch, chewing-gum,...) chez le coronarien est due au fait que la nicotine est absorbée assez lentement, évitant des concentrations élevées, avec donc des effets hémodynamiques (spasmes) atténués, De plus, à l'inverse du tabac, les substituts nicotiniques ne contiennent pas de carboxyhémaglobine, qui, elle, est toxique pour le cœur.

À QUEL POINT ÊTES-VOUS DÉPENDANT DU TABAC?

Êtes-vous un fumeur émotif, en réaction à un événement, positif ou négatif ? Êtes-vous un fumeur invétéré, grillant cigarette après cigarette ? Êtes-vous un fumeur social, ne fumant qu'en société et jamais seul ? Êtes-vous un fumeur hédoniste, associant chaque cigarette à un plaisir ?
De votre façon de fumer dépendra votre méthode de sevrage.

LE TEST DE FAGERSTRÖM

Pour réaliser à quel point vous êtes esclave de vos cigarettes, et déclencher les bonnes hostilités pour arrêter de fumer, il existe un test simple, le test de Fagerström qui, grâce à un petit questionnaire et un score, vous dira si votre sevrage risque d'être plus ou moins laborieux.

• **Dans quel délai fumez-vous après votre réveil votre première cigarette ?**

Moins de 5 minutes	3
De 6 à 30 minutes	2
De 31 à 60 minutes	1
Plus de 60 minutes	0

• **Avez-vous des difficultés pour ne pas fumer dans les endroits où c'est interdit ?**

Oui	1
Non	0

• **Quelle cigarette trouvez-vous la plus indispensable ?**

La première	1
Une autre	0

Combien de cigarettes fumez-vous par jour ?

10 ou moins	0
11 à 20	1
21 à 30	2
31 ou plus	4

• **Fumez-vous de façon rapprochée ?**

Oui	1
Non	0

- **Fumez-vous lorsque vous êtes malade et devez rester couché toute la journée?**

Oui 1
Non 0

Scores

De 0 à 2 : pas de dépendance

Il est possible d'arrêter de fumer sans avoir recours à des substituts nicotiniques. Il faut être vigilant et se débarrasser rapidement de ces premières habitudes de fumer dès que l'envie de fumer survient : boire un verre d'eau, manger une pomme, avoir une activité sportive...

3 ou 4 : dépendance faible

Il est possible d'arrêter de fumer sans avoir recours à des substituts nicotiniques, mais la vigilance s'impose et les substituts nicotiniques peuvent être conseillés si l'arrêt du tabac est impossible sans aide.

5 ou 6 : dépendance moyenne

L'utilisation des substituts nicotiniques est recommandée.

7 à 10 : dépendance forte ou très forte

Mais rien ne vous empêche, quelle que soit votre dépendance, d'arrêter d'un seul coup, sans passer par des substituts ou médicaments, ça n'est pas interdit et ça marche plus souvent qu'on ne le pense!

LE FUMEUR DE TABAC EST-IL ANXIEUX, DÉPRESSIF?

On associe souvent la consommation tabagique à un état anxieux ou dépressif. Reste à savoir si c'est le fumeur qui est plus enclin à la dépression ou l'inverse, un état dépressif se portant plus facilement vers la cigarette? Il semble que la première hypothèse soit la bonne.

Quoi qu'il en soit, il existe un bon outil pour dépister ou mesurer des troubles anxieux ou dépressifs, c'est le test HAD, en anglais « *Hospital, Anxiety, Depression* ».

LE TEST HAD

Il comporte 14 items cotés de 0 à 3.
7 questions se rapportent à l'anxiété (total A) et 7 autres à la dimension dépressive (total D), permettant ainsi l'obtention de deux scores (note maximale de chaque score = 21).

1) Je me sens tendu(e) ou énervé(e).
- La plupart du temps 3
- Souvent 2
- De temps en temps 1
- Jamais 0

2) Je prends plaisir aux mêmes choses qu'autrefois.
- Oui, tout autant 0
- Pas autant 1
- Un peu seulement 2
- Presque plus 3

3) J'ai une sensation de peur comme si quelque chose d'horrible allait m'arriver.
- Oui, très nettement 3
- Oui, mais ce n'est pas trop grave 2
- Un peu, mais cela ne m'inquiète pas 1
- Pas du tout 0

4) Je ris facilement et vois le bon côté des choses.
- Autant que par le passé 0
- Plus autant qu'avant 1
- Vraiment moins qu'avant 2
- Plus du tout 3

5) Je me fais du souci.
- Très souvent 3
- Assez souvent 2
- Occasionnellement 1
- Très occasionnellement 0

6) Je suis de bonne humeur.
- Jamais 3
- Rarement 2

- Assez souvent 1
- La plupart du temps 0

7) Je peux rester tranquillement assis(e) à ne rien faire et me sentir décontracté(e).

- Oui, quoi qu'il arrive 0
- Oui, en général 1
- Rarement 2
- Jamais 3

8) J'ai l'impression de fonctionner au ralenti.

- Presque toujours 3
- Très souvent 2
- Parfois 1
- Jamais 0

9) J'éprouve des sensations de peur et j'ai l'estomac noué.

- Jamais 0
- Parfois 1
- Assez souvent 2
- Très souvent 3

10) Je ne m'intéresse plus à mon apparence.

- Plus du tout 3
- Je n'y accorde pas autant d'attention que je devrais 2
- Il se peut que je n'y fasse plus autant attention 1
- J'y prête autant d'attention que par le passé 0

11) J'ai la bougeotte et n'arrive pas à tenir en place.

- Oui, c'est tout à fait le cas 3
- Un peu 2
- Pas tellement 1
- Pas du tout 0

12) Je me réjouis d'avance à l'idée de faire certaines choses.

- Autant qu'avant 0
- Un peu moins qu'avant 1
- Bien moins qu'avant 2
- Presque jamais 3

13) J'éprouve des sensations soudaines de panique

- Vraiment très souvent 3
- Assez souvent 2
- Pas très souvent 1
- Jamais 0

14) Je peux prendre plaisir à un bon livre ou à une bonne émission de radio ou de télévision.

- Souvent 0
- Parfois 1
- Rarement 2
- Très rarement 3

Scores

Additionnez les points des réponses : 1, 3, 5, 7, 9, 11, 13 :
Total A = 13

Additionnez les points des réponses : 2, 4, 6, 8, 10, 12, 14 :
Total D = 13

INTERPRÉTATION

Pour dépister des symptomatologies anxieuses et dépressives, l'interprétation suivante peut être proposée pour chacun des scores (A et D) :
7 ou moins : absence de symptomatologie.
De 8 à 10 : symptomatologie douteuse.
11 et plus : symptomatologie certaine.
Selon les résultats, il sera peut-être nécessaire de demander un avis spécialisé.

LES 10 RÈGLES POUR ARRÊTER DE FUMER

✔ Fixez une date d'arrêt et respectez-la.
✔ Ne fumez pas une seule cigarette (trop grand risque de rechute).

✔ Jetez cigarettes, briquets et cendriers.
✔ Écrivez les inconvénients du tabac et les bénéfices de l'arrêt.
✔ Aidez-vous, si besoin, de substituts nicotiniques, bupproprion ou varénicline qui atténuent les symptômes de manque.
✔ Évitez les endroits où l'on fume et demander aux autres de ne pas fumer en votre présence.
✔ Annoncez que vous arrêtez de fumer, obtenez du soutien. Changez de routine.
✔ Utilisez des activités de diversion : se promener, boire de l'eau, mâcher un chewing-gum, se laver les mains... Dites-vous que s'habituer à vivre sans tabac peut prendre du temps.

STOP-TABAC.CH

LA CHANCE DU FUMEUR

Pour finir, le fumeur doit savoir qu'il a une chance inouïe : à la minute où il s'arrête de fumer, les lésions dues au tabac arrêtent d'évoluer. J'allais dire « ce n'est pas mérité » ? Bien sûr que non... Mais il est vrai que ce sont les anciens fumeurs qui supportent le moins la fumée des autres !

Après...

Après 20 minutes d'arrêt, la pression artérielle et la fréquence cardiaque se normalisent.
Après 24 heures, le monoxyde de carbone (CO) est éliminé du sang, le risque d'infarctus du myocarde diminue.
Après 48 heures, l'odorat, le goût des aliments et la qualité du sommeil s'améliorent.
Après 2 semaines à 3 mois, la toux et la fatigue diminuent, le souffle s'améliore.
Après 1 an, le risque d'accident vasculaire cérébral est équivalent à celui d'un non-fumeur.
Après 5 ans, le risque d'infarctus du myocarde est équivalent à celui d'un non-fumeur.

QUID DU VAPOTAGE ET DU VAPOTEUR?

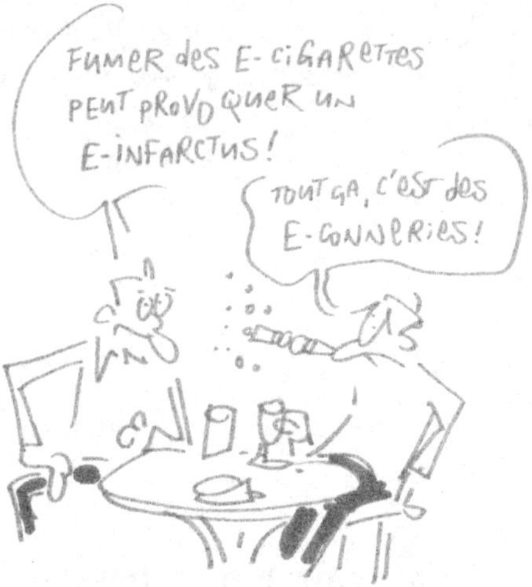
FUMER DES E-CIGARETTES PEUT PROVOQUER UN E-INFARCTUS !
TOUT ÇA, C'EST DES E-CONNERIES !

Selon l'OFDT, l'Observatoire français des drogues et toxicomanies, 1 à 2 millions de personnes sont des « vapoteurs » réguliers en France, population en progression constante et qui participe à une certaine baisse de la consommation de tabac. Même s'il est préférable d'arrêter la cigarette sans la remplacer par un produit ou un autre, pour se « déshabituer » de la gestuelle, la cigarette électronique est toujours beaucoup moins toxique que la cigarette classique.

C'EST QUOI LA CIGARETTE ÉLECTRONIQUE OU E-CIGARETTE ?

✔ La cigarette électronique est en fait un tube dans lequel un liquide est chauffé par une résistance pour être transformé en vapeur. Le composé propylène glycol est à l'origine de la vapeur d'eau. Dans ce liquide, il y a de la nicotine à dose variable (sans dépasser 20 mg/l), mais il peut ne pas y en avoir.

✔ La cigarette électronique contient aussi des « produits toxiques et addictifs », mais « 100 à 1 000 fois moins dangereux que le tabac ».

✔ Dans la cigarette électronique, il n'y a pas le goudron, le benzopyrène, qui sont marqués sur le paquet de cigarettes, ni les nitrosamines, qui sont les principaux cancérogènes.

Mais on ne connaît pas encore les effets toxiques liés au propylène glycol, à la glycérine et aux arômes, ni à une consommation de plus de douze mois. Dans tous les cas, ne jamais faire fonctionner l'e-cigarette sans liquide.Et bien sûr, ne pas pousser les non-fumeurs à utiliser des e-cigarettes !

DOCTEUR, JE NE PRENDS QUE DU TABAC NON FUMÉ !

Il existe deux types de TNF pour vous abîmer le cœur :
le tabac à priser, sec, d'où le nom de dry snuff,
le tabac à chiquer, humide, d'où le nom de moist snuf ou SNUS. Les deux sont nocifs sur la fonction cardiaque et sont donc déconseillés.

AI-JE BESOIN D'UNE CONCLUSION POUR VOUS CONFIRMER CE QUE VOUS SAVEZ D'ORES ET DÉJÀ ?

➻ Le tabac est le pire ennemi du cœur et des artères.
➻ Les artères se rétrécissent lentement mais sûrement, sans symptôme pendant longtemps.
L'accident est souvent aigu, arrivant sans prévenir, sans signes précurseurs.
Tout ce que vous faites de bien pour votre santé est en grande partie anéanti par la cigarette.
L'atteinte des artères survient de longues années avant l'atteinte pulmonaire, en particulier le cancer du poumon.
L'arrêt de la consommation tabagique n'est jamais trop tardif, c'est la chance du fumeur...
Enfin, la cigarette n'est pas interdite et je ne suis pas de la police, *it's up to you...*

Comme disait Arturo Toscanini : « J'ai embrassé ma première fille et fumé ma première cigarette le même jour. Depuis lors, je n'ai plus assez de temps pour le tabac. »

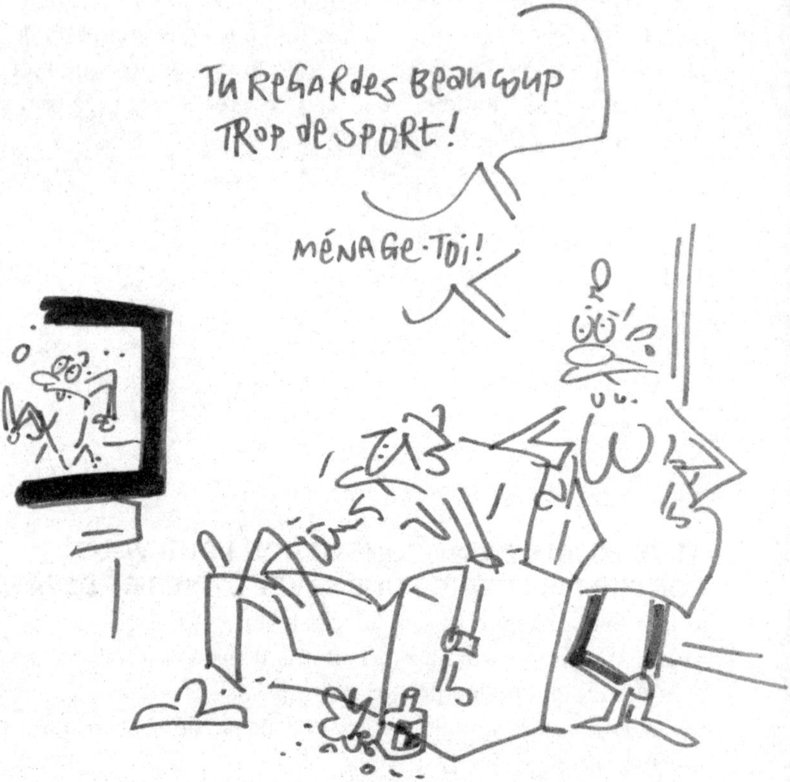
Tu regardes beaucoup trop de sport !
Ménage-toi !

2

Le sport… pour avoir une crise cardiaque

Sur 10 personnes pratiquant un sport :
- 5 ne pratiquent pas le sport adapté à leur profil ;
- sur les 5 pratiquant le bon sport, seules 4 le pratiquent mal.
Conclusion : le bénéfice santé optimal n'est retrouvé que chez 1 personne sur 10… tout est dit !

J'enrage le plus souvent lorsque j'entends les gens autour de moi, ainsi que mes patients, me décrire leur activité physique, confondre sport et activité physique, confondre plaisir et performance, confondre résistance et endurance, confondre « être sportif » et « avoir été sportif ».
J'enrage de ne pas avoir le temps d'expliquer à mon entourage, à mes patients comment pratiquer une activité physique bien contrôlée, adaptée, régulière, progressive, avec un matériel adéquat, une initiation minimale.
J'enrage de ne pas assez faire comprendre qu'une activité physique bien menée permet d'éviter au moins 80 % des maladies et de rallonger très sensiblement l'espérance de vie, de vivre mieux et plus longtemps.
Mais le sport n'est pas un capital, ses bénéfices s'estompent aussi rapidement qu'ils ont mis du temps à s'installer. Je compare souvent le sport aux miles des compagnies aériennes : il faut

beaucoup voler pour accumuler des miles, mais on les perd très vite en les utilisant. Un champion de France de vélo qui a arrêté toute activité sportive depuis deux ans aura quasiment le même cœur qu'un pantouflard sédentaire depuis toujours !

Quant au cœur, il est le premier organe à profiter d'une activité sportive bien menée. Et cela s'applique aussi bien à un cœur sain qu'à un cœur malade...
Mais attention !
Si une activité physique bien menée va diminuer le risque cardiovasculaire, une activité physique mal menée va considérablement augmenter ce risque.

QUIZ DU SPORT

1) Les bienfaits de l'exercice physique sont définitifs.
2) 5 km de jogging font perdre au moins 1 000 calories.
3) 30 minutes d'activité physique en milieu urbain très pollué équivalent à fumer 10 cigarettes.
4) Un sédentaire qui reprend brutalement un sport intense multiplie son risque cardiovasculaire par 10.
5) Le sport fait maigrir.
6) Le plaisir dans le sport améliore les performances.
7) L'activité sportive augmente l'espérance de vie.

Réponses

1) Faux.
2) Faux, à peu près 200.
3) Vrai.
4) Faux, par 100.
5) Faux.
6) Vrai.
7) Vrai.

CONSEILS AU SPORTIF POUR AVOIR UNE CRISE CARDIAQUE

✔ Faites ou refaites du sport sans contrôle médical.
Le contrôle médical n'est pas fait pour contre-indiquer le sport, mais au contraire pour mieux le pratiquer et surtout en toute sécurité.

✔ Pratiquez moins d'une fois par semaine.
Pratiquer une fois par semaine n'est pas suffisant pour acquérir un bénéfice santé. Pour schématiser, l'organisme « oublie » au bout de trois ou quatre jours à peu près 70 % de ce qu'il a acquis. Ce qui fait que quand vous pratiquez une fois par semaine, c'est comme si vous repartiez de zéro. C'est ballot...

✔ Pratiquez une activité physique que vous n'aimez pas.
Toutes les études montrent que le « sport corvée » n'entraîne que très peu de bénéfices santé. De toute façon, une activité physique forcée n'est jamais bien pratiquée. Mais il y a toujours une activité physique qui vous correspond.

✔ Fumez avant ou après une activité sportive.
Il ne faut jamais fumer pendant l'heure qui précède une activité sportive ni pendant les deux heures qui la suivent : la nicotine entraîne une hyperexcitabilité cardiaque, qui peut provoquer une mort subite, la nicotine entraîne une sécrétion d'adrénaline qui accélère le cœur et resserre les artères, la nicotine expose à l'hypoglycémie. De plus, la fumée contient du monoxyde de carbone, gaz qui diminue l'oxygénation des muscles en délogeant l'oxygène de l'hémoglobine.

✔ Ne vous préoccupez pas du moindre symptôme à l'effort.
Tout symptôme, pendant ou juste après l'effort doit être considéré comme suspect : douleur thoracique, palpitations, malaises, essoufflement inhabituel doivent faire consulter un médecin. Ces conseils s'appliquent aussi bien au débutant

qu'au sportif régulier, et même bien entraîné.
✔ Commencez brutalement un effort intense.
Lorsqu'on démarre brutalement un effort, on utilise peu d'oxygène, on travaille en anaérobie. L'énergie nécessaire est puisée directement dans le muscle sollicité. Chez la personne saine, cela peut entraîner une limitation rapide de l'effort, chez la personne potentiellement cardiaque, cela peut entraîner une élévation brutale de la tension artérielle, de la fréquence cardiaque, voire un trouble du rythme grave pouvant entraîner une mort subite.
L'échauffement est la base de toute activité sportive. Pour un bon entretien du système cardiovasculaire, il vaut mieux pratiquer les sports d'endurance (vélo, jogging, natation). Mais il n'est pas interdit d'associer à l'endurance une activité modérée de résistance (musculation, gymnastique...).
✔ Arrêtez brutalement un effort intense.
✔ Buvez de l'alcool la veille d'une épreuve sportive.
✔ Pratiquez avec des gens d'un niveau supérieur.
✔ Pratiquez une activité physique avec de la fièvre.
✔ Ne vous hydratez pas pendant une activité de plus d'une demi-heure.
✔ Pratiquez sous - 5 °C ou à plus de 30 °C.
✔ Dopez-vous, même légèrement et occasionnellement.

On entend partout, « pratiquez un sport, faites de l'exercice physique ! » Mais on ne dit nulle part, « pratiquez le bon sport et surtout pratiquez-le bien ».
C'est pourquoi force est de constater que paradoxalement, une grande majorité des sportifs ne profitent pas comme ils le devraient des bénéfices santé du sport. Pire, l'activité physique mal pratiquée a des effets délétères sur le cœur et la santé... sans parler des effets néfastes sur les articulations, les tendons,

les muscles, les os… Et c'est bien dommage, car une activité physique régulière, modérée, progressive peut rapidement procurer un véritable cœur d'athlète.
Ne pas confondre le sportif régulier, l'ancien sportif qui reprend et le sédentaire qui démarre.

LES EFFETS DU SPORT SUR LE CŒUR

Grossièrement, le cœur gauche reçoit du sang oxygéné des poumons et le renvoie, en se contractant, dans toutes les parties du corps, muscles et organes. Ceux-ci vont extraire l'oxygène du sang qui arrive et rejeter le CO2 dans les veines qui retournent au cœur droit puis aux poumons pour se recharger en oxygène.
Lorsque l'on fait un effort, la respiration s'accélère pour favoriser les échanges gazeux (oxygène/CO2), la fréquence cardiaque s'accélère pour amener plus de sang oxygéné aux muscles. De plus, les artères se dilatent pour accroître encore l'arrivée de ce sang vers les muscles.
Avec l'entraînement, le cœur, surtout le ventricule gauche, va légèrement augmenter de volume et surtout améliorer sa force de contraction. Ainsi plus de sang arrivera plus facilement vers les muscles.
Au repos, le cœur envoie 5 litres de sang par minute (c'est le débit cardiaque). À l'effort, cela peut atteindre 18 litres chez le sédentaire et jusqu'à 35 chez le sportif de niveau international.
Mais les effets bénéfiques de l'activité physique sur le système cardio-circulatoire ne s'arrêtent pas là : le sang devient plus fluide, il coagule donc moins, le cholestérol total baisse et la fraction de « bon cholestérol » ou HDL, qui protège nos artères, augmente. Aucun médicament jusqu'à présent ne fait monter le HDL, il n'y a que l'activité physique qui le fait.
D'autre part, on sait qu'un état inflammatoire augmente le risque cardiovasculaire. L'activité physique diminue l'inflammation.

POUR QUE LE SPORT SOIT BÉNÉFIQUE POUR SA SANTÉ ET ÉVITER UNE CRISE CARDIAQUE

✔ Choisir un sport adapté à sa morphologie et sa psychologie.
✔ Apprendre les bons gestes.
✔ Reprendre progressivement après une inactivité prolongée.
✔ Pratiquer au moins deux fois par semaine.
✔ Bien choisir son équipement.
✔ Privilégier l'endurance et y associer de la résistance.
✔ S'échauffer avant et s'étirer après toute activité sportive.
✔ Ne pas pratiquer en atmosphère trop polluée.
✔ Faire un check-up chez un médecin.
✔ Et surtout, ne pas hésiter à poser des questions.

SPORT ET DROGUES, UNE TRÈS BONNE IDÉE POUR AVOIR UNE CRISE CARDIAQUE

Le dopage permet de façon artificielle d'améliorer les performances sportives, en augmentant puissance, résistance et endurance, et en masquant la fatigue.

Le sport est hélas souvent associé au dopage. Les sportifs de haut niveau ont en quelque sorte une obligation de résultat et les considérations financières en ajoutent une couche. En dehors de l'aspect tricherie, la facture santé, et notamment sur le système cardiovasculaire, peut se révéler très lourde.

Allez expliquer à une jeune et très récente gloire de 20 ans, qui gagne subitement des fortunes, qu'elle risque sa santé... Elle répondra qu'elle s'en occupera plus tard.

Un basketteur de très haut niveau arriva un jour à mon cabinet pour un check-up d'aptitude à la pratique de son sport. Or je découvris à l'échographie du cœur une anomalie cardiaque (cardiomyopathie obstructive) dont le risque est la mort subite. Je fus désolé de lui dire que le sport de haut niveau était contre-indiqué. Il me rétorqua qu'il irait voir d'autres médecins jusqu'à

avoir son autorisation. Je n'ai jamais pu entrer en contact avec son entraîneur...
Les substances dopantes les plus connues sont les stéroïdes anabolisants, les corticostéroïdes, les stimulants de tous types, l'éphédrine. Mais de nombreux autres produits médicamenteux détournés de leur usage d'origine deviennent des substances dopantes.
Les drogues « illicites » sont bien sûr interdites pour toutes compétitions sportives, et sont évidemment déconseillées pour toute activité sportive en général.
Ces drogues sont très souvent la goutte qui fait déborder le vase et basculer vers l'accident cardiaque, encore plus à l'effort, surtout chez le cardiaque qui s'ignore.

➻ La **cocaïne** (et les amphétamines comme l'ecstasy), puissant psychostimulant, augmente le pouls, provoque de l'arythmie, augmente la pression artérielle sanguine, encore plus à l'effort, avec risque de crise cardiaque et mort subite. Elle contracte les vaisseaux sanguins périphériques et accélère la respiration. Elle diminue la fluidité du sang. Elle est encore plus redoutable chez le fumeur et en cas de consommation alcoolique associée. Le crack, dérivé de la cocaïne et inhalé, a un effet plus bref mais plus puissant.

➻ L'**héroïne**, puissant opiacé obtenu à partir du pavot, est une morphine chimiquement modifiée. L'activité sportive chez son utilisateur peut provoquer dépression respiratoire, ralentissement important de la fréquence cardiaque, chute de tension artérielle, syncope, voire mort subite.

➻ La **caféine**, inoffensive à dose normale, voire bonne pour la santé, peut, à très fortes doses, faire flamber la tension artérielle ou provoquer des troubles du rythme cardiaque.

➻ Le **cannabis**, marijuana en tabac ou haschich en résine séchée (beaucoup plus puissante) accélère la fréquence cardiaque, diminue la vigilance et la concentration (dangereux par exemple pour les sports mécaniques) et provoque des chutes inopinées de tension.

➻ Le **popper**, nitrites inhalés, est euphorisant et beaucoup plus

aphrodisiaque que la corne de rhinocéros et peut entraîner des chutes de tension, voire une détresse respiratoire.
➻ Les ***magic mushrooms***, champignons hallucinogènes, peuvent déclencher chez le coronarien un infarctus du myocarde.
➻ Le **GHB** (gammahydroxybutyrate), mélangé à l'alcool, est un désinhibiteur sexuel. Il peut entraîner un fort ralentissement de la fréquence cardiaque, une chute de tension.
Mais la créativité et la curiosité humaine sont telles que des substances comme les désodorisants, les insecticides, l'éther, les colles ou les solvants sont parfois utilisées et peuvent provoquer des morts subites.
➻ Comment ne pas penser aux **boissons énergisantes** (et non pas énergétiques), subtils cocktails de caféine et de taurine qui, surtout mélangées à l'alcool, peuvent provoquer des troubles cardiaques ?
Je ne parlerai pas des médicaments détournés de leurs usages et utilisés comme dopants, comme la **méthadone**, les **vasoconstricteurs nasaux** (éphédrine), la **kétamine** (usage vétérinaire) ou quelques **anesthésiques.**

SPORT ET TABAC

QUIZ DU SPORT ET DU TABAC

1) L'activité sportive réduit les effets du tabac.
2) Les jeunes sportifs fument beaucoup moins que les jeunes sédentaires.
3) Faire du sport permet de nettoyer ses poumons.
4) Les effets bénéfiques de l'arrêt du tabac sur le sport surviennent dès 24 heures.

Réponses
1) Faux.
2) Vrai, 3 fois moins.
3) Faux.
4) Vrai.

Les sportifs fumeurs sont bourrés d'idées reçues, fausses bien entendu. S'il est vrai que les sportifs fument un peu moins que les sédentaires (24 % contre 31 % en l'an 2000), les plus jeunes sportifs fument trois fois moins que les sédentaires.

POURQUOI LE TABAC, LE SPORT ET LES PERFORMANCES NE FONT PAS BON MÉNAGE DU TOUT ?

✔ La fumée inhalée irrite les bronches et diminue les échanges gazeux.

✔ Le monoxyde de carbone (CO) diminue la capacité du globule rouge à transporter l'oxygène vers les muscles, car ce CO a une affinité 200 fois plus importante avec l'hémoglobine.

✔ Au niveau des muscles, le CO se fixe sur la myoglobine qui normalement transporte l'oxygène vers les muscles.

✔ Le CO favorise la production d'acide lactique.

✔ Le cœur manquant ainsi d'oxygène doit battre plus vite et travailler plus.

✔ Enfin, la nicotine empêche la dilatation des artères à l'effort, diminuant ainsi la VO2max.

SPORT APRÈS 60 ANS (OU 65 SI VOUS FAITES MOINS) : LES SECRETS POUR TOUCHER LE GROS LOT

QUIZ DU SENIOR

1) Le beach volley et le tennis de table sont conseillés après 60 ans.

2) Le senior qui n'a jamais arrêté de pratiquer n'a pas besoin de contrôle médical.

3) Avant de reprendre le sport, pas besoin de retrouver son poids de forme.

4) Après 60 ans, il faut privilégier l'endurance à la résistance.

5) Après 60 ans, une séance de 2 heures le dimanche est bénéfique.
6) Après 60 ans, il vaut mieux pratiquer avec les gens de son âge.
7) Après 60 ans, c'est normal d'avoir des palpitations à l'effort.

Réponses
1) Vrai. Quasiment tous les sports peuvent être pratiqués, à condition d'être bien pratiqués (voir plus loin), avec des sportifs du même niveau, sans dépasser certaines limites, et à condition qu'on range au placard son esprit de compétition.
2) Faux. Bien au contraire, l'organisme évolue avec le temps, hélas pas toujours dans le bon sens, et certaines pathologies peuvent s'être installées très lentement, insidieusement, et sans symptôme évocateur. Il est indispensable de se faire médicalement contrôler régulièrement, a fortiori si l'on ressent le moindre symptôme à l'effort.
3) Vrai. Pas besoin de perdre du poids ni d'atteindre son « poids de forme » avant de reprendre une activité sportive. Au contraire, même si LE SPORT NE FAIT PAS MAIGRIR, il peut y contribuer. Sauf pathologie, seul un régime alimentaire sain permet soit de perdre du poids, soit de ne pas en prendre, ce qui est le plus important. Il vaut mieux avoir un certain surpoids et être actif plutôt que maigre et sédentaire ; ce sont le cœur et les artères qui vous le disent. Une étude a même montré qu'après 75 ans, les personnes en léger surpoids, plutôt rondes, vivaient mieux et plus longtemps que les personnes maigres. À partir d'un certain âge, lorsque l'on maigrit, on ne perd plus de la graisse mais du muscle, entraînant des chutes, voire une insuffisance rénale par accumulation de produits de dégradation musculaire.
4) Faux. Si on pensait il y a quelques années que seuls les sports d'endurance étaient bons après un certain âge, les activités de résistance ont repris leurs lettres de noblesse et sont fortement conseillées chez le senior, même très âgé. Quelques séances de musculation accompagnées par un professionnel sont

recommandées, sans bien sûr faire de la gonflette pour emballer les seniors ou seniorettes. L'activité de résistance renforce les os. L'idéal est d'allier endurance et résistance.
5) Faux. Qu'on se le dise une fois pour toutes, pratiquer une fois par semaine n'entraîne quasiment pas de bénéfice santé. En très gros, l'organisme « oublie » 60 % des choses au bout de trois ou quatre jours. C'est comme si vous repartiez de zéro à chaque fois. Il vaut mieux fractionner les efforts, même modérés mais réguliers au moins deux ou trois fois par semaine.
6) Vrai et faux en même temps. S'il n'est pas question de « ghettoïser » les sportifs en fonction de leur âge, il n'est pas non plus très prudent de pratiquer avec des sportifs d'une autre génération que la sienne. De même, trop de clubs sportifs ou salles de gymnastique proposent des séances mélangeant les débutants, les occasionnels, les initiés et les entraînés, les personnes les plus fragiles étant obligées de suivre la cadence générale.
7) Faux. Sûrement pas, on ne le répétera jamais assez, tout symptôme pendant un effort doit faire consulter un médecin.

Scores

6 ou 7 réponses fausses : vérifiez votre contrat d'assurance ou de mutuelle, vous allez bientôt en avoir besoin.
4 ou 5 réponses fausses : bravo, vous allez réussir à augmenter le taux de morbi-mortalité cardiovasculaire en France.
De 1 à 3 réponses fausses : un conseil, avant toute reprise ou poursuite de votre activité favorite, allez faire un coucou à votre médecin traitant ou cardiologue.
0 faute : soit vous avez triché, soit vous êtes joueur et chanceux, sinon bravo.

LE SPORT OU PLUS SIMPLEMENT L'ACTIVITÉ PHYSIQUE APRÈS 60 ANS

L'espérance de vie s'allongeant à vitesse grand V (plus d'un trimestre par an), et la qualité de vie aussi, un individu de 65 ans aujourd'hui a la physiologie d'un individu de 45 ans au début du XXe siècle. À 60 ans en 2017, vous avez encore près de 30 ans devant vous, sans parler des progrès futurs qui en rajouteront encore ! Une crise cardiaque vous gâchera la vie pendant de nombreuses années alors que vos potes joueront au tennis, feront des randonnées à cheval ou iront en boîte.

Au vu du quiz ci-dessus, vous savez à quoi vous attendre pour décrocher le gros lot du cœur.

L'ÉPREUVE D'EFFORT OU TEST D'EFFORT

L'épreuve d'effort est un des examens les plus courants en cardiologie. Cet examen peut donner des informations sur le cœur qu'aucun autre ne peut donner aussi simplement et de façon non invasive et non toxique (allusion au scanner coronarien ou coroscan non invasif mais irradiant). L'IRM de stress, nouvel examen non irradiant, prend une place de plus en plus intéressante. Étudier le cœur à l'effort permet d'une part de révéler des anomalies cardiaques invisibles au repos, et d'autre part de donner des informations sur la condition physique.
Cet examen est absolument sans danger quand il est pratiqué dans de bonnes conditions de sécurité (1 décès pour 20 000 examens). Et pourtant, il n'y a pas une fois où je l'ai prescrit sans que l'on m'ait évoqué le cas de René Goscinny, décédé pendant une épreuve d'effort, il y a... quarante ans. Il faut dire que le cardiologue qui l'a pratiquée avait oublié le commandement numéro un : ne jamais faire pratiquer une épreuve d'effort à une personne qui présente une douleur thoracique, et surtout arrêter l'examen si cette douleur apparaît. Même si Goscinny, qui fumait trente cigarettes par jour aurait vraisemblablement eu un infarctus, il serait peut-être encore vivant aujourd'hui à 90 ans sans cette épreuve d'effort.

L'épreuve d'effort se pratique d'une manière générale sur un cyclo-ergomètre (vélo) ou un tapis roulant, mais d'autres appareils peuvent être utilisés en cas de difficulté à la marche ou au pédalage. On peut aussi, sans faire d'effort, recevoir une perfusion d'un produit qui va accélérer votre cœur.

Un électrocardiogramme ainsi que la prise régulière de la tension artérielle sont pratiqués pendant l'examen. Le but est d'augmenter la fréquence cardiaque jusqu'à un certain niveau et voir si des anomalies apparaissent : modifications typiques de l'ECG, tension anormale, apparition de symptômes…

En médecine du sport, l'épreuve d'effort peut être utile pour, outre déceler une anomalie cardiaque, apprécier l'adaptation cardio-circulatoire à l'effort : variations de la fréquence cardiaque, puissance musculaire, consommation maximale d'oxygène (VO2max), récupération…

Important chez tout sportif en herbe, cet examen est fréquemment utilisé chez les sportifs de haut niveau.

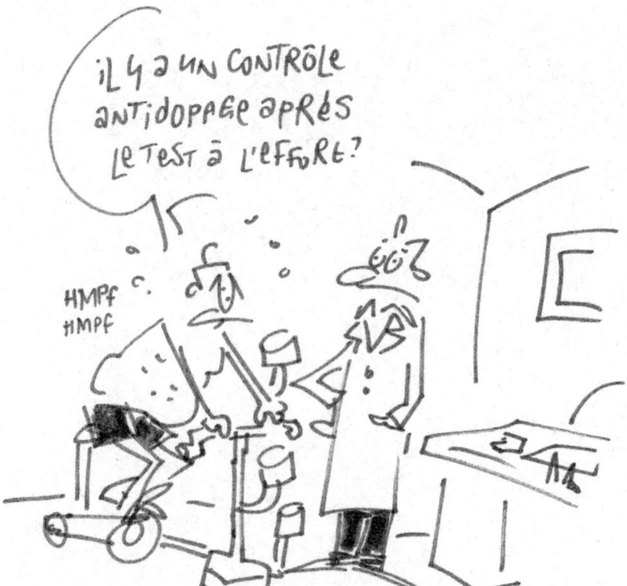
IL Y A UN CONTRÔLE ANTIDOPAGE APRÈS LE TEST À L'EFFORT ?
HMPF HMPF

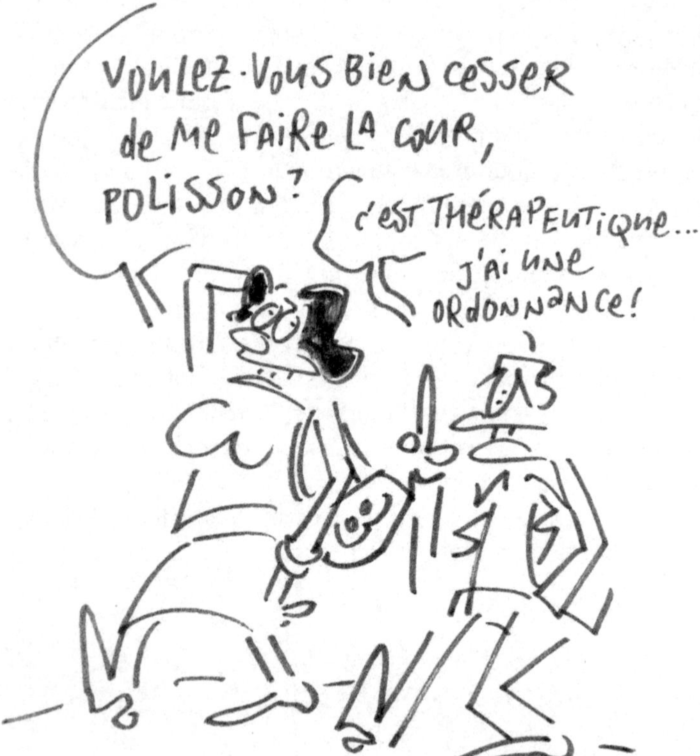
VOULEZ-VOUS BIEN CESSER DE ME FAIRE LA COUR, POLISSON ?
C'EST THÉRAPEUTIQUE... J'AI UNE ORDONNANCE !

3

Le stress… pour avoir une crise cardiaque

Le stress, l'anxiété, la dépression, le trio gagnant pour la crise cardiaque (et sa récidive !)

On dit aussi que le monde actuel est plus stressant que lors des siècles derniers. Non, le monde actuel n'est pas plus stressant qu'avant. Au début du XXe siècle, traverser le bois de Boulogne était plus que risqué, avec une chance sur deux de se faire égorger. Non, le monde n'est pas plus stressant qu'il y a un ou deux siècles, ce sont les causes de stress qui ont changé. Au XVIIIe siècle, le stress était de se retrouver sur un champ de bataille ou de vivre une épidémie de peste ; aujourd'hui, c'est de regarder en continu les chaînes d'info ou de chercher du travail. Et la vie actuelle nous apporte son lot de stress suffisant pour majorer le risque cardiovasculaire : changements de vie, stress familial, stress professionnel, difficultés financières, perte d'emploi, chômage…
On a tout dit sur le stress, le vrai comme le faux, le meilleur comme le pire, et nombreux sont les clichés, les mauvaises interprétations et pseudo-certitudes à son égard. On l'a toutefois sous-estimé dans le déclenchement ou l'aggravation des maladies cardiovasculaires, en particulier coronariennes. Les effets délétères du stress sur le cœur sont connus depuis des

décennies, mais souvent inconsciemment ignorés ou sous-estimés par les médecins, faute de formation et surtout de temps. C'est en 2004 que l'étude Interheart a commencé à sensibiliser le corps médical. Cette étude a montré que le stress psychosocial, notamment le stress professionnel, constituait un facteur de risque cardiovasculaire majeur se situant au même niveau que le tabagisme ou l'hypercholestérolémie non pris en charge.

Le stress peut être considéré comme une défense de l'organisme face aux agressions extérieures, quelles qu'elles soient. Mais si l'on pensait auparavant que la réponse au stress se résumait à une décharge d'adrénaline ou de cortisol, on sait à présent que la réponse au stress est multifactorielle, endocrinienne, sensorielle, affective, comportementale et sociale. C'est pour cela que cette réponse au stress sera variable d'un individu à l'autre.

Il n'est donc pas obligatoirement mauvais pour celui-ci, le protégeant même le plus souvent. Le stress a ainsi permis à l'homme de s'adapter aux changements au cours de son histoire et d'être toujours là...

Effets positifs, effets négatifs sur la santé, c'est quand l'équilibre est rompu que les choses se gâtent et agissent sur l'organisme, mais ces effets sont diversement appréciés et supportés en fonction des individus, chacun étant plus ou moins résistant ou plus ou moins sensible au stress et à ses conséquences.

Mais n'oublions pas que la maladie coronarienne elle-même peut être source de stress. On parle même de « psychocardiologie ».

Il est fondamental de ne pas confondre stress, anxiété et dépression, même si les trois sont plus ou moins liés, pouvant majorer le risque cardiaque, voire favoriser une récidive d'accident cardiaque.

Le stress a une place à part parmi les facteurs de risques cardiovasculaires : dans beaucoup de maladies, le stress n'est pas la cause mais peut majorer les signes et aggraver le pronostic.

Mais pour le cœur, son implication est directe et semble interagir sur les autres facteurs de risque classique, l'hypercholestérolémie, le diabète, le tabac, l'hypertension artérielle...

COMMENT LE STRESS VA-T-IL ABÎMER VOTRE SYSTÈME CARDIOVASCULAIRE?

Le stress entraîne des réactions biologiques, sécrétion de catécholamines et de corticoïdes, qui vont accélérer le rythme du cœur et rétrécir les vaisseaux. C'est bien quand on saigne, beaucoup moins bien quand on a des artères très rétrécies.
Le stress entraîne aussi la sécrétion de nombreuses autres hormones qui vont rendre le sang plus coagulable et les parois plus inflammatoires.
Le stress augmente la tension artérielle de façon aiguë ou chronique. L'exemple le plus typique est celui de la tension que je prends en début de ma consultation. Dans la grande majorité des cas, elle est plus élevée qu'elle ne devrait l'être sans ma présence, c'est le *white coat syndrome*, l'effet blouse blanche. Même les patients se croyant les plus relax ont souvent une tension plus élevée au départ. La plupart du temps, grâce à « mon approche rassurante », les chiffres baissent au bout de quelques minutes. C'est pourquoi il est très important de reprendre la tension artérielle 5 à 10 minutes plus tard lorsqu'elle semble élevée, c'est-à-dire au-dessus de 140 pour le premier chiffre. D'où l'intérêt aussi de s'équiper d'un tensiomètre électronique au bras et de la prendre chez soi, sans tomber bien sûr dans l'obsession de la prise de tension.
Le stress entraîne une baisse de la motivation de se traiter, souvent après un infarctus du myocarde.
Cependant comme pour l'alcool, le stress à dose modérée est non nuisible à votre santé, mais trop de stress = tempête en vue.
À noter aussi qu'un même stress n'aura pas les mêmes conséquences selon les individus.
On peut différencier le stress aigu du stress chronique.

LE STRESS AIGU

C'est un accident sur la voie publique, une agression verbale ou physique, une mauvaise nouvelle, une dispute, un traumatisme, une colère, mais aussi une compétition sportive, un match de foot à la télé, l'élection de Donald Trump…

Une forte crise de colère peut augmenter très sensiblement le risque d'infarctus du myocarde, en particulier chez les personnes fragiles ou déjà porteuses de risque cardiovasculaire.

EN GROS, UNE GROSSE COLÈRE :

✔ fait monter la pression artérielle ;
✔ accélère le pouls ;
✔ augmente la coagulation du sang ;
✔ contracte les artères coronaires ;
✔ multiplie le risque d'infarctus par 8 à 10 dans les 2 heures qui la suivent.

ET LE STRESS CHRONIQUE?

Le stress chronique, ce sont les soucis financiers, de mauvaises relations au travail, à la maison...

Le stress psychosocial est responsable de 30 % des infarctus du myocarde, troisième cause juste après le cholestérol et le tabagisme, et de 10 % des accidents vasculaires cérébraux.

Les Japonais, on le sait, sont adeptes des 35 heures, mais par jour, et se tuent parfois au travail, mais cette fois-ci au sens propre, exemple le syndrome de Karoshi. Ce sympathique syndrome correspond à une mort subite due à un excès de travail. C'est dire si on risque peu ce syndrome en France...

Certains distinguent le bon du mauvais stress : le bon stress, c'est lorsque votre société marche bien et vous fait beaucoup travailler ; le mauvais, c'est lorsque votre entreprise a des dettes et que vous savez que vous ne pourrez pas les rembourser.

Certains traits de caractère sont associés au stress chronique : impatience, esprit de compétition, multiplicité de tâches, de projets, perfectionnisme, agressivité, exigence exagérée...

Si le moindre feu rouge vous procure une décharge d'adrénaline, si le moindre désagrément vous rend fou de rage, si vous klaxonnez en voiture toutes les 30 secondes, il est temps de vous en soucier.

Si le stress engendre une baisse de motivation, de tonus, si le stress engendre une fatigue irrépressible, il est temps de vous en préoccuper. Sachez aussi que aussi la maladie cardiovasculaire est elle-même source de stress.

LES CONSEILS POUR AUGMENTER SON STRESS ET FONCER VERS LA CRISE CARDIAQUE

✔ Mal dormir.
✔ Ne jamais se relaxer.
✔ Ne parler à personne de son stress et surtout n'écouter personne.
✔ Ne jamais exprimer ses émotions.
✔ Ne pas faire d'exercice physique.
✔ Exagérer sur l'alcool et à un moindre degré sur le café.
✔ Ne pas se faire plaisir régulièrement.
✔ Ne jamais écouter de musique.
✔ Ne jamais rire ou sourire.
✔ Ne pas exprimer ses problèmes de boulot.
✔ Fumer pour se détendre.
✔ Négativer en permanence, et ne jamais relativiser.

Votre stress persiste, ne le sous-estimez pas et essayez de le traiter rapidement.
Si des médicaments appropriés peuvent être parfois utiles, les méthodes pour se relaxer sont nombreuses, plus ou moins efficaces en fonction de votre profil, c'est pourquoi il peut être bon d'en parler à votre généraliste qui vous aidera ou vous conseillera un spécialiste.
Choisissez la méthode qui vous convient, mais sachez que, quelle que soit la méthode, rien ne marchera sans votre volonté, votre engagement ni sans votre motivation pour vous en sortir.

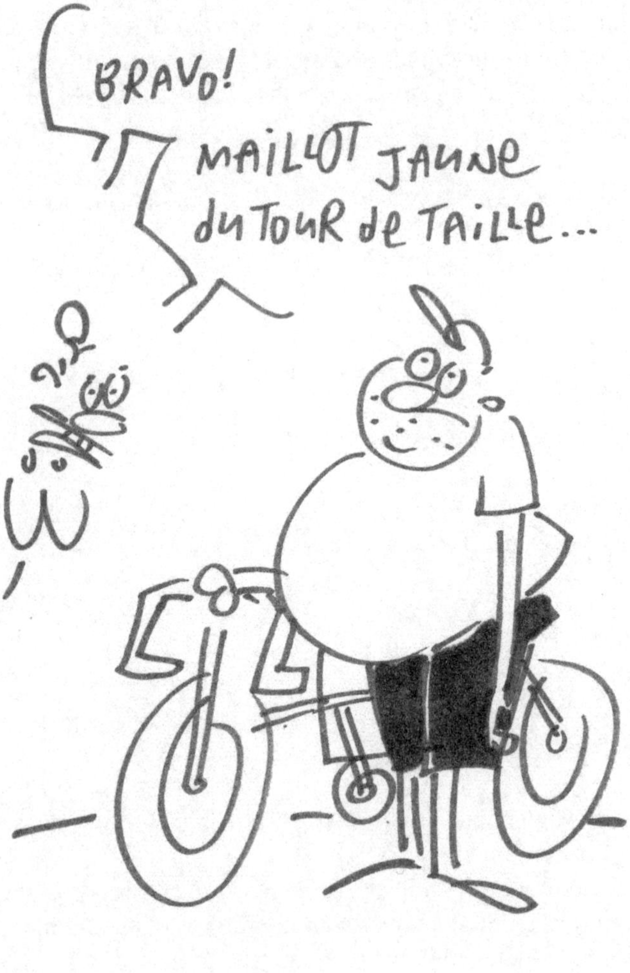
BRAVO!
MAILLOT JAUNE
DU TOUR DE TAILLE...

4

Le surpoids et l'obésité... pour avoir une crise cardiaque

QUIZ DU SURPOIDS

1) Une personne plutôt mince, sans aucun facteur de risque cardiovasculaire et qui mange gras, a une augmentation de son risque cardiovasculaire.
2) Une personne en surpoids modéré mais active physiquement a plus de risque cardiovasculaire qu'une personne plutôt maigre sédentaire.
3) Perdre rapidement du poids protège des problèmes cardiaques.
4) Après 75 ans, les personnes minces ont un meilleur confort de vie que les personnes en surpoids modéré.
5) Après 75 ans, ces mêmes personnes ont une mortalité plus basse que les personnes en surpoids modéré.
6) Entre surpoids et obésité, le risque est sensiblement identique.
7) Si votre indice de masse corporelle (IMC = poids divisé par le carré de la taille, exprimé en kg/m^2) est entre 27 et 30, vous êtes en surpoids.
8) L'IMC chez l'enfant est aussi fiable que chez l'adulte.
9) Le pourcentage de Français en surpoids est-il de 25 %, 35 %, 45 %, 60 % ?
10) Deux personnes perdant le même poids diminuent de la même façon leur risque cardiovasculaire.

Réponses
1) Vrai.
2) Faux.
3) Faux.
4) Faux.
5) Faux.
6) Faux.
7) Vrai, et au-dessus de 30, obèse.
8) Faux, moins fiable avec un risque d'oublier de nombreux enfants à risque. Idem pour les grands sportifs.
9) 35%. Plus d'un homme sur deux est en surpoids, plus d'une femme sur trois.
10) Faux.

MANGER GRAS, UN FACTEUR DE RISQUE!

Je reçois un jour un nouveau patient, et l'examen montre à l'évidence un syndrome coronarien aigu, c'est-à-dire une situation à très gros risque de bouchage d'une artère coronaire à très court terme et d'un infarctus du myocarde. Je l'hospitalise, le traite comme il se doit, et ce patient sort de l'hôpital quelques jours après, en parfait état. Je le revois une semaine après à mon cabinet et voilà cet ingrat à la limite de la colère me dire qu'il ne comprenait pas pourquoi il a risqué l'infarctus. Il n'a jamais fumé, jamais bu, n'est pas gros, n'a aucune pathologie connue, a des analyses sanguines de bébé et n'a pas d'antécédents familiaux. Je lui réponds que « primo je n'y suis pour rien » et que « secundo on vient juste de lui sauver la vie... » La gratitude personnifiée ! Il a juste oublié de me dire que, n'ayant pas de facteur de risque cardiaque, il mange depuis vingt ans quasiment tous les soirs des... rillettes !
Moralité : même si vous n'avez pas d'autre facteur de risque cardiaque, manger gras augmente ce risque. Et 40 % des infarctus surviennent chez des gens avec un taux de cholestérol normal. Il faut donc faire la différence entre le cholestérol circulant et le cholestérol qui se loge dans la paroi artérielle.

POURQUOI SOMMES-NOUS TOUJOURS PLUS GROS?

Jamais l'information n'a été aussi présente dans notre société : télévision, radio, presse, et à présent Internet qui regorgent de millions d'informations en tout genre. C'est le cas concernant les règles de vie « hygiéno-diététiques ». L'immense majorité des Français a entendu au moins une fois qu'il ne fallait pas trop manger, qu'il ne fallait manger ni gras ni salé ni sucré, que le surpoids « c'est pas bon » pour la santé, qu'il fallait pratiquer une activité physique régulière. Des dizaines de revues, des centaines de sites Internet donnent des millions d'informations à ce sujet, des médecins médiatisés entrent dans votre intimité par la télé ou la radio, nos institutions et sociétés savantes pondent des articles et communications, le niveau d'alphabétisation est croissant, à part pour quelques hommes politiques.

Et pourtant, le surpoids et l'obésité sont en constante augmentation et représentent une véritable pandémie ! Cherchez l'erreur... L'homme a évolué au cours des millénaires, et s'il mangeait autrefois pour vivre ou survivre, aujourd'hui, il vit pour manger, et ce n'est pas un mal, à condition de connaître un minimum de règles. Et peut-être qu'après s'être mis à marcher sur deux pattes, puis grandir, l'homme évoluera en grossissant...

N'oublions pas que manger est un plaisir et que la culpabilisation outrancière de la société peut avoir un effet paradoxal. De plus, tous les individus ne sont pas égaux devant le poids, les « gros » ne mangeant pas toujours plus mal que les « maigres », injustice de la nature... et le surpoids n'est pas systématiquement lié à l'alimentation. Enfin, la réponse à notre alimentation est pour partie due au patrimoine génétique hérité des parents. Faut-il leur faire un procès ?

Faut-il aussi « digérer » la multiplication des régimes, sans viande, sans lactose, sans gluten, hyper-protéiniques, hypo-protéiniques, sans farine, sans pain, sans sucre, groupes sanguins (sic) et bientôt sans nourriture du tout ! On parle des effets délétères du surpoids sur la santé, mais les effets de régimes inappropriés ou mal enseignés peuvent être pires pour la santé.

C'EST QUOI LE SURPOIDS?

Un peu de physiologie pour mieux comprendre ce qu'est le surpoids. Le surpoids et l'obésité sont dus à une accumulation anormale ou excessive de graisse corporelle pouvant nuire à la santé selon l'OMS. La masse grasse représente 30 % du poids du corps chez la femme, et 16 % chez l'homme. La masse maigre est constituée des muscles, des os, des organes et viscères.

La masse grasse est constituée par les adipocytes, cellules plus ou moins remplies de graisse. Lorsque l'on prend du poids, les adipocytes augmentent leur concentration en graisse puis se multiplient, permettant ainsi de stocker encore plus de graisse. L'augmentation de poids par augmentation du volume musculaire n'est donc pas considérée comme du surpoids (si cette augmentation n'est due qu'à l'activité physique, bien sûr !). En gros (sans jeu de mots), l'équilibre entre les entrées et les sorties est rompu, soit par une augmentation des entrées, soit par une diminution des sorties.

POUR SAVOIR SI ON DÉPASSE LES LIMITES

L'indice de masse corporelle : IMC ou BMI (*body mass index*) est exprimé en kg/m^2 :

IMC = poids/taille^2

Inférieur à 25 : poids idéal

De 25 à 30 : surpoids

De 30 à 35 : obésité modérée

De 35 à 40 : obésité sévère

Supérieur à 40 : obésité morbide

LE TOUR DE TAILLE ET LE TOUR DE COU

L'obésité abdominale est un facteur indépendant de risque cardiovasculaire, en particulier d'infarctus du myocarde.

Le risque cardiovasculaire augmente au-dessus d'un tour de taille supérieur à 100 cm chez l'homme, 88 cm chez la femme.

Le tour de cou aussi est prédictif du risque cardiovasculaire : au-dessus de 36 cm chez la femme et 39 cm chez l'homme.

QUIZ DES ALIMENTS QUI AUGMENTENT LE RISQUE D'ENCRASSER VOS ARTÈRES

1) Les viennoiseries.
2) Les fruits secs grillés et salés.
3) Les pâtes *al dente*.
4) Les céréales du petit-déjeuner.
5) Les sardines en conserve.
6) Une grande consommation de thé.

Réponses

1) Vrai. Il n'y a pas pire, elles contiennent des acides gras insaturés, dits « trans », non naturels, comme aussi les quiches, les pizzas (dommage...).
2) Vrai. Trop de sel fait monter la tension artérielle. Les mêmes, non salés, sont au contraire bons pour les artères (amandes, noix...).
3) Faux. Plus les pâtes sont cuites, plus l'index glycémique est élevé, ce qui est mauvais pour les artères (c'est pourquoi nos amis italiens, pourtant gros mangeurs de pâtes *al dente*, font moins d'accidents cardiovasculaires).
4) Vrai. Là aussi, index glycémique trop élevé, surtout pour les enfants.
5) Faux. Les sardines, poissons gras, sont parmi les produits les meilleurs pour la santé de nos artères, et d'autres organes aussi. Elles contiennent des acides gras de la famille des oméga 3. Ce sont aussi des poissons parmi ceux qui absorbent le moins de polluants dans la mer. Et, cerise sur le gâteau, les sardines contribueraient à prévenir le vieillissement cellulaire par leurs actions antioxydantes.
6) Faux. Le thé contient des flavonoïdes, puissants antioxydants, et des études observationnelles ont montré que les buveurs de thé avaient une diminution de leur risque cardiovasculaire.

LES CHIFFRES QUI TUENT DANS LE MONDE

2 milliards d'adultes en surpoids, dont 600 millions d'obèses, avec une répartition hétérogène : 26 % de la population adulte en Amérique et 3 % en Asie du Sud-Est. 42 millions d'enfants de moins de cinq ans en surpoids ou obèses.

Paradoxalement, le surpoids et l'obésité touchent plus les pays pauvres ou en voie de développement.

Le niveau de vie est donc inversement proportionnel au surpoids et ce sont surtout les femmes qui sont alors les plus touchées. C'est hélas aussi le cas en France où l'obésité touche préférentiellement les couches les plus défavorisées.

C'est le Mexique qui tient la palme du surpoids et de l'obésité avec 70 % de la population, et surtout un tiers des enfants obèses ! Quand on sait que là-bas le Coca (le soda, pas la...) coûte moins cher que l'eau ! Ce sont eux aussi qui déjeunent le plus rapidement au monde (autre facteur de prise de poids) alors qu'à l'autre extrême, ce sont les Français qui déjeunent le plus lentement. C'est le seul domaine où les Français sont lents, bien sûr... Un peu plus de femmes que d'hommes sont en surpoids.

LES CHIFFRES EN FRANCE

➻ 13 % des adultes sont obèses (avec une croissance de 5 % par an).

➻ 18 % des enfants (3-17 ans) étaient en surpoids en 2014 (contre 5 % en 1980).

➻ 3,5 % des enfants (3-17 ans) étaient touchés par l'obésité.

Inégalité géographique : plus forte prévalence de l'obésité dans le Nord Pas-de-Calais que dans le Sud et à Paris.

➻ En Europe, c'est la Belgique qui porte le maillot jaune (de graisse) avec 89 % de surpoids, la France se situant à 54 %, et la lanterne rouge (de plaisir) est attribuée à... la Suisse (*UK Health Forum* pour l'OMS).

LE COÛT DU SURPOIDS POUR LA SOCIÉTÉ

L'estimation minimale du coût économique du surpoids et de l'obésité serait de 2 % à 7 % des dépenses de santé.

Aux États-Unis, le coût avoisine les 100 milliards de dollars.
Et le cœur dans tout ça ?
Le rapport entre alimentation et maladies cardiovasculaires est assez complexe, pas complètement bien compris.
On sait que les fibres contenues dans les fruits et légumes ainsi que les antioxydants ont une action bénéfique sur le cholestérol et sur la coagulation. Le potassium contenu dans les fruits et légumes tend à diminuer la pression artérielle. De plus, ils sont pauvres en acides gras saturés et peu caloriques.
Mais quoi qu'il en soit, quelle qu'en soit la cause, le surpoids et le cœur sont intimement liés, le surpoids et l'obésité représentant un facteur de risque cardiovasculaire non négligeable.

HYPERTENSION ARTÉRIELLE ET SURPOIDS

En France, 20 % de la population est hypertendue, et l'hypertension artérielle est 6 fois plus fréquente chez les obèses. 30 % des obèses sont hypertendus, et 30 % des hypertendus deviendront obèses.
Le tour de taille est un marqueur du risque cardiovasculaire. Il se mesure avec un simple mètre de couturière que l'on plaçe entre le nombril et les dernières côtes. Il ne faut pas dépasser 102 cm pour les hommes, 88 cm pour les femmes. Si vous avez un abdomen en forme de pomme, préoccupez-vous de votre cœur et consultez !
Mais il y a surpoids et surpoids, et le surpoids ne présente pas à lui tout seul le diable en personne pour la fonction cardiaque.
Le syndrome d'apnée du sommeil (SAS), obstruction des voies respiratoires conduisant à des pauses respiratoires, est plus fréquent chez les personnes en surpoids ou obèses, et favorise l'hypertension artérielle. Il représente à lui tout seul un facteur de risque cardiovasculaire. C'est pourquoi il faut le rechercher lorsque la personne se plaint de la qualité de son sommeil (quand ce n'est pas l'accompagnant !) et surtout d'une fatigabilité anormale ou somnolence dans la journée.

LES PREUVES PAR LES ÉTUDES SCIENTIFIQUES

Manger 5 portions de fruits et légumes par jour diminue de 26 % le risque relatif d'AVC et de 17 % le risque relatif de cardiopathie ischémique (infarctus du myocarde et insuffisance coronaire) par rapport à une consommation inférieure à 3 portions.
Le régime méditerranéen réduirait de 30 % la survenue d'un premier événement cardiovasculaire chez les plus de 55 ans.

L'ALCOOL, LE POIDS ET LE CŒUR

L'alcool a une relation bizarre avec le poids : même si l'alcool est très calorique, qui n'a jamais remarqué que chez de nombreux « alcooliques », rares étaient ceux en surpoids ?
C'est parce qu'il y a une différence entre le consommateur modéré, le consommateur avéré et le consommateur excessif.
Dans le cas particulier du consommateur excessif, c'est plutôt la dénutrition que l'obésité qui guette, par carence en différents nutriments, par malabsorption, par atteinte du foie, du pancréas et autres organes.
Les effets de l'alcool sur le poids sont assez complexes, l'alcool augmente le catabolisme, c'est-à-dire qu'il fait tourner plus vite l'organisme, lui faisant perdre des calories, car c'est le foie qui dégrade l'alcool qu'il réceptionne et il consomme de l'énergie. Il améliore la sensibilité à l'insuline, ce qui est bon pour l'organisme. Mais attention, l'alcool augmente l'appétit et lorsque le foie est occupé à dégrader l'alcool, il ne peut s'occuper des graisses. C'est pourquoi le pire moment pour consommer de l'alcool est... celui de l'apéro ! Alcool ET graisses (chips, petits fours, charcuterie...) = très mauvais.

- Un verre de vin → 100 calories
- 100 g de cacahuètes → 600 calories
- Une bière → 140 calories
- 100 g de chips → 540 calories
- Un whisky → 380 calories
- 100 g de tapenade → 260 calories

Le champagne et les vins cuits sont les plus sucrés.
En résumé, si poids et maladies cardiovasculaires sont associés, l'alcool ne fait quasiment pas prendre de poids chez le consommateur modéré ni… chez le grand alcoolique. Entre les deux, en fonction du type d'alcool, et surtout ingéré avec des sodas ou accompagné de produits gras, prévoyez une taille de plus !

SI VOUS ÊTES EN SURPOIDS ET SI VOUS VOULEZ AVOIR UNE CRISE CARDIAQUE

✔ Ne faites pas de check-up médical.
✔ Pratiquez les régimes les plus extrêmes.
✔ Faites le yoyo avec votre poids (y a pas pire !).
✔ Grignotez.
✔ N'arrêtez pas de fumer par peur de grossir.
✔ Buvez plus de 2 ou 3 verres d'alcool par jour.
✔ Ne changez pas vos habitudes alimentaires et faites n'importe quelle activité physique.
✔ Restez le plus souvent assis.
✔ Ronflez la nuit.

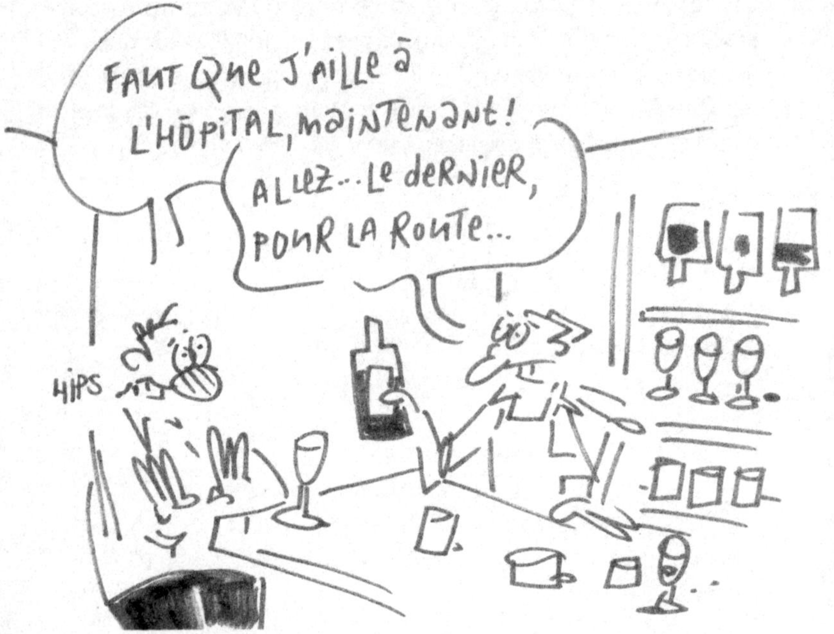
FAUT QUE J'AILLE À L'HÔPITAL, MAINTENANT !
ALLEZ... LE DERNIER, POUR LA ROUTE...
HIPS

5

L'alcool... pour avoir une crise cardiaque

Le vin est-il bon pour la santé et en particulier pour nos artères ? S'il est vrai que l'on consomme de l'alcool depuis des millénaires, j'ai vu en vingt ans une modification assez sensible de la consommation. Nous consommions bien sûr, mais d'une manière générale plus de vin, plus régulièrement, et surtout nous prenions moins de « cuites », notamment chez les jeunes et très jeunes. Combien d'adolescents ai-je vu arriver aux urgences dans un coma éthylique ? Si nous aimions faire la fête pendant nos études de médecine, c'était pour tenter d'oublier la promiscuité quasi permanente avec la maladie, les malades, la misère, la douleur et la solitude des patients à l'hôpital. Ces fêtes existaient depuis la nuit des temps, s'appelaient des « tonus » à mon époque d'insouciance économique, sociale et sexuelle pré-sida. Nous partagions ces moments dans la « déconnade » souvent excessive mais bon enfant, et l'alcool était un des plaisirs (presque) dominés. Mais cette consommation bien présente n'était ni extrême, ni compétitive, ni forcée. Les temps ont changé et l'alcool est passé de plaisir à dépendance et course à l'extrême.

On a tout dit, tout et son contraire sur l'alcool et ses rapports avec le cœur et les vaisseaux. Faux ami ? Ami sincère ? Véritable ennemi ? À quelle dose ? Vin rouge, vin blanc, vin rosé ? Alcools forts ? Faut-il que nous nous mettions tous à boire ?

En 1926, Pearl, un scientifique américain, constate que, au sein d'une population ouvrière de Baltimore, les buveurs modérés avaient une espérance de vie plus grande que celle des abstinents et des grands buveurs. Sa constatation qu'une consommation modérée n'était pas dommageable pour la santé n'a pas vraiment plu en pleine période de prohibition.

QUIZ DE L'ALCOOL

1) L'alcool à doses modérées a des effets bénéfiques chez tout le monde.
2) Au-dessus de 4 verres, l'alcool fait baisser la tension.
3) Il y a plus d'alcool dans un verre de vin que dans une bière.
4) 20 % des maladies cardiovasculaires sont imputables à l'alcool.
5) Il y a un rapport linéaire entre la consommation d'alcool et le bon état de la paroi artérielle.
6) La quantité d'alcool consommée par semaine détermine le risque cardiovasculaire.
7) L'alcool fait prendre du poids et augmente indirectement le risque cardiovasculaire.

Réponses

1) Vrai et Faux, effet bénéfique non démontré chez les jeunes, seulement au-dessus de 40 ans chez l'homme et à partir de la ménopause chez la femme.
2) Faux. C'est l'inverse.
3) Faux, 13,5 g contre 12 g.
4) Faux, 10 %, selon l'Inserm.
5) Vrai, selon une étude sur le vin de Bordeaux, mais toxique pour le reste.
6) Faux.
7) Vrai, certains nutritionnistes disent qu'on ne peut pas maigrir au-dessus de deux verres de vin par jour.

UNE CONSOMMATION MODÉRÉE?

De nombreuses études épidémiologiques ont montré autant d'effets dévastateurs que d'effets protecteurs pour la santé de notre cœur. La plupart montrent une courbe en J, une consommation modérée ayant un effet protecteur alors qu'une consommation excessive l'inverse.

Une consommation modérée (moins de 3 verres par jour chez l'homme et moins de 2 verres chez la femme) diminue de 48 % le risque de mortalité cardiovasculaire.

Le vin à doses modérées a donc un effet protecteur sur les coronaires, en partie grâce à des composés flavonoïdes (présents surtout dans le vin rouge) et des composés non flavonoïdes comme le révestrarol (même si celui-ci fait l'objet de quelques polémiques concernant son efficacité à petites doses).

Le vin tend aussi à augmenter le bon cholestérol (HDL) et rendre moins toxique le mauvais cholestérol (LDL), et c'est encore plus vrai avec le vin que la bière ou les alcools forts. Il faut dire aussi que les buveurs (modérés) de vin mangent globalement plus sainement que les buveurs de bière et d'alcools forts.

À noter que nous ne sommes pas tous égaux devant l'alcool, et les femmes sont encore moins « égales » que les hommes, avec une sensibilité accrue, aussi bien dans le bon que dans le mauvais sens.

Tous les alcools ne sont pas identiques et c'est surtout le vin, rouge en particulier, qui a des effets protecteurs. Par exemple, il y a peu d'antioxydants dans la bière et 5 fois moins dans le vin blanc que dans le vin rouge.

Autre élément important : des études françaises et irlandaises ont montré que c'est la façon de boire et non la quantité d'alcool consommée qui a une incidence sur le cœur et les artères. Il vaut mieux boire 2 verres par jour pendant 5 jours que 5 verres par jour pendant 2 jours. Une « cuite », même petite, double le risque d'infarctus.

UNE CONSOMMATION EXCESSIVE?

Enfin, si la consommation modérée d'alcool est bonne pour le cœur, ou au moins neutre, une consommation excessive est très toxique pour le cœur car elle agit sur les performances cardiaques et provoque une insuffisance cardiaque. Le cœur, se dilatant et perdant ainsi sa force, a du mal à envoyer le sang oxygéné vers les organes ; parmi les symptômes classiques de l'insuffisance cardiaque, il y a l'essoufflement pour des efforts modérés.

L'alcool, au-delà de doses modérées, a un effet hypertenseur, c'est-à-dire qu'il fait monter la tension artérielle.

Il peut aussi provoquer des troubles du rythme : extrasystoles (battements en plus), tachycardie (rythme cardiaque au-dessus de 120/min), voire arythmie (cœur complètement irrégulier) pouvant entraîner un AVC.

En effet, une consommation excessive d'alcool multiplie par 5 le risque d'arythmie cardiaque par fibrillation auriculaire. Quand on sait que 20 % des AVC sont dus à ce trouble du rythme…

En revanche, le vin rouge est le moins « arythmogène ». On ne sait pas vraiment ce qui déclenche ces troubles du rythme, mais sachez toutefois que le vin ne contient pas que… du vin mais aussi d'autres produits qui devront être inscrits sur les étiquettes : sulfites (SO2), albumine d'œuf, lysozyme, gélatine de poisson, lactitol, caséine…

ET LA BIÈRE?

La bière a un effet diurétique, c'est-à-dire qu'elle fait « pisser ». Au-delà d'une certaine dose, le risque est une relative déshydratation, et pour le cœur, la déshydratation est souvent porteuse de troubles du rythme cardiaque, tachycardie, extrasystoles et autres joyeusetés, se manifestant par des palpitations ou pire par des malaises, voire des syncopes. Chez le cardiaque diagnostiqué ou celui qui l'ignore, la déshydratation peut être la goutte qui fait déborder le vase.

L'alcool consommé à fortes doses perturbe aussi la coagulation et peut causer des hémorragies, notamment cérébrales.

PETIT MÉMO PHYSIO : PAR OÙ PASSE L'ALCOOL QUE L'ON CONSOMME ?

L'alcool ingurgité passe dans l'œsophage, arrive dans l'estomac où il est (déjà) absorbé à 20 %, il arrive ensuite dans l'intestin grêle où il est absorbé rapidement. C'est le foie qui a la fonction de traiter et dégrader l'alcool, ce qu'il fait pour 80 %, le reste étant éliminé dans les urines, la sueur et l'haleine (d'où l'odeur). L'alcool met à peu près 10 min pour arriver au cerveau et provoquer les sensations que l'on connaît. Le foie met 1 heure 30 pour dégrader un verre de vin moyen, si vous multipliez par le nombre de verres ingurgités, imaginez le temps qu'il faut pour vous en remettre !

Les femmes sont encore plus sensibles que les hommes et augmentent plus vite leur alcoolémie pour la même consommation. Elles sont plus petites, ont moins de muscles, un plus petit foie, et l'alcool est donc plus concentré et dégradé moins rapidement. C'est juste une constatation… Si la parité hommes-femmes est hélas peu visible en politique ou en termes de salaire, en physiologie humaine, c'est pire encore.

ET LE *BINGE DRINKING* ?

Biture expresse, beuveries, cuite rapide, alcool défonce, tequila rapido…

Le *binge drinking* consiste à boire au moins 3 verres d'alcool (30 g) en moins d'une heure. Le cœur s'accélère rapidement, la tension artérielle monte, les vaisseaux sanguins se resserrent et la coagulation augmente. Les risques de mourir et la morbidité sont multipliés par deux.

Phénomène que je ne voyais jamais il y a dix ans et que je rencontre à présent souvent à l'hôpital, le plus souvent chez des adolescents, et surtout chez de plus en plus de femmes.

CONSEILS POUR UNE CRISE CARDIAQUE !

✔ Buvez irrégulièrement et plutôt en grande quantité.
✔ Privilégiez les alcools forts.
✔ Buvez beaucoup si vous êtes hypertendu(e).
✔ Buvez sans vous soucier de savoir si ça vous provoque des palpitations.
✔ Buvez et mangez gras en même temps.
✔ Buvez pendant votre exercice physique, ou juste avant ou juste après.

N'oubliez pas, même si la consommation modérée d'alcool n'est pas mauvaise pour la santé, ne vous forcez quand même pas à boire si vous n'en avez pas envie.
Enfin, il ne suffit pas de boire du vin pour diminuer son risque cardiaque, il faut pratiquer régulièrement une activité physique, surveiller son alimentation, bref mener une vie saine.
Mais bon, un bon bordeaux, y a que ça de vrai !

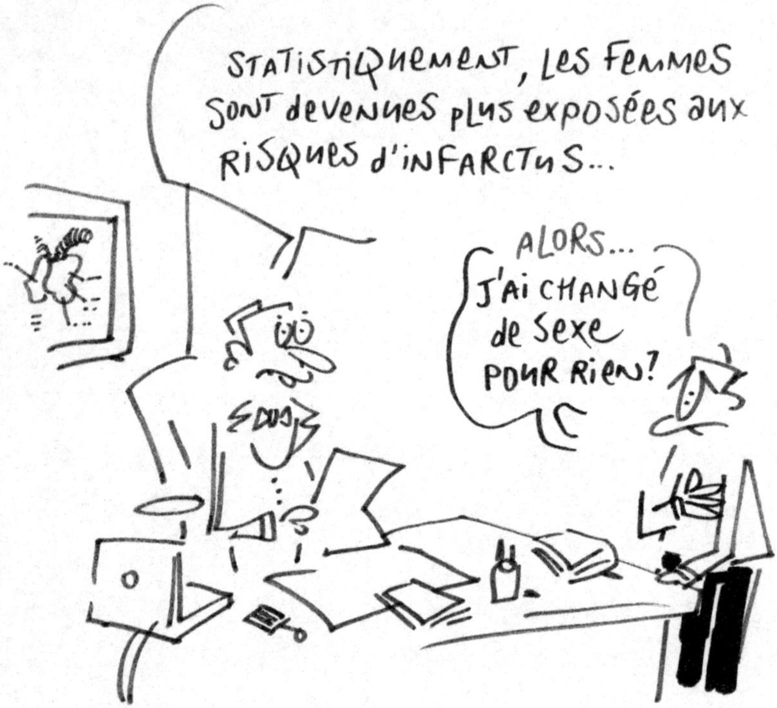
STATISTIQUEMENT, LES FEMMES SONT DEVENUES PLUS EXPOSÉES AUX RISQUES D'INFARCTUS...
ALORS... J'AI CHANGÉ DE SEXE POUR RIEN ?

6

Les femmes et la crise cardiaque

QUIZ DES FEMMES ET DE LA CRISE CARDIAQUE

1) Les maladies cardiovasculaires sont la 3e cause de mortalité chez la femme.
2) Les femmes meurent plus d'infarctus du myocarde que du cancer du sein.
3) Les grosses fumeuses prenant la pilule ont 3 fois plus de risques de faire un accident cardiovasculaire.
4) 55 % des Français qui meurent d'une crise cardiaque sont des femmes.
5) Il y a plus d'obèses chez les femmes que chez les hommes.

Réponses

1) Faux, c'est la 1re, et la 2e chez l'homme.
2) Vrai, 8 fois plus, plus que tous les cancers réunis.
3) Faux, c'est 20 fois.
4) Vrai.
5) Vrai, 15,7 % contre 14,3 %.

Le cardiologue dont j'ai pris la suite à Paris était un homme extraordinaire. Marc Nivet, un cardiologue réputé et respecté à la Pitié-Salpêtrière, était un mélange de médecin « vieille France », tiré à quatre épingles, plutôt austère au premier abord, et finalement pince-sans-rire, généreux et surtout adoré de ses patients qu'il avait suivis pendant une bonne trentaine d'années.

En plus de sa présence à la Pitié, il avait une consultation privée dans son appartement de la rue Théophile-Gautier dans le 16e arrondissement. Quasi second après le chef de service le professeur Yves Grosgogeat, je n'ai jamais su pourquoi il n'avait jamais été nommé professeur. Détail qui m'avait marqué, il était le seul médecin que je connaisse avec une écriture minuscule mais magnifique, parfaitement lisible, exceptionnelle pour la profession, avec laquelle il remplissait ses petites fiches cartonnées. Quant à mon écriture... Je plains le cardiologue qui prendra ma succession. L'ironie du sort fit qu'il développa à peine parti à la retraite une maladie de Parkinson dans sa forme la plus sévère et qui l'emporta rapidement. Je n'oublierai jamais cet homme, excellent clinicien, sans les moyens techniques que nous avons à présent et qui facilitent notre diagnostic, l'échographie cardiaque, le doppler, le Holter, le scanner, l'IRM... Il n'utilisait que l'électrocardiographe ainsi qu'une espèce de cabine d'ascenseur, que j'appelais Tchernobyl, qui pratiquait des radiographies du thorax et par la même occasion diffusait allègrement dans toute la pièce et en particulier sur le cardiologue une pluie de rayons X. J'ai longtemps pensé que cet appareil était responsable de son Parkinson.
Heureusement, les temps ont changé, les appareils de diagnostic sont à présent plus sûrs et plus performants. De plus, l'informatisation de nos cabinets nous facilite la pratique quotidienne en raccourcissant le temps de nombreuses actions de paperasserie. Elle nous permet aussi une meilleure gestion de nos patients et surtout une traçabilité de tout et du reste, concernant nos patients. Tout ce préambule pour en arriver au fait qu'il nous suffit d'appuyer sur une touche de clavier pour savoir combien de patients nous avons, quels types de patients, quels traitements, quel historique et établir ainsi des statistiques en tout genre. Et parmi les informations que nous avons, l'une d'entre elles est extrêmement importante, c'est la proportion de femmes : toujours grandissante dans notre patientèle !
Mesdames, Mesdemoiselles, en deux générations, votre vie a

considérablement changé : vous travaillez, vous stressez, vous prenez la pilule et autres hormones, vous fumez, vous buvez plus d'alcool, vous bougez moins et surtout vous vivez plus longtemps... On comprend ainsi pourquoi les maladies cardiovasculaires sont la première cause de mortalité chez la femme, alors qu'elle est devenue la deuxième chez l'homme. En dix ans, les infarctus ont baissé régulièrement chez les hommes, alors que chez les femmes, ils sont en progression constante. Et le problème, c'est que peu d'entre vous le savent et en ont conscience, qui considèrent encore cette maladie comme typiquement masculine.

De plus, les femmes ont jusqu'à tout récemment été un peu oubliées, les recherches, les essais cliniques et études épidémiologiques se concentrant sur la population masculine.
C'est pour cela qu'elles sont moins bien diagnostiquées, moins bien prises en charge que les hommes.
Les problèmes cardiovasculaires surviennent dix ans plus tard que chez les hommes, en raison de l'effet protecteur des œstrogènes, mais ça ne va pas dans le bon sens, car 11 % des femmes qui font un infarctus ont moins de 50 ans, alors qu'elles n'étaient que 4 % il y a vingt ans. Les femmes sont de plus en plus jeunes à être atteintes de maladies cardiovasculaires.
Parmi tous les Français qui meurent de maladie cardiovasculaire (infarctus, AVC), 55 % sont des femmes.

LES FEMMES, GRANDES VICTIMES

Par rapport au sexe (ex) fort, les risques d'avoir une maladie cardiaque ou un AVC augmentent plus vite.
Les femmes meurent plus lors d'une première crise cardiaque (50 % contre 30 % chez les hommes).
Les accidents vasculaires cérébraux sont plus fatals que chez les hommes.
L'association tabac-pilule multiplie jusqu'à 5 fois le risque cardiaque, voire 20 fois pour les fumeuses grillant un paquet ou plus par jour.

60 % des infarctus chez les femmes de moins de 60 ans sont dus à la consommation tabagique.
Les femmes diabétiques ont un risque cardiovasculaire multiplié par 8 par rapport aux femmes non diabétiques (alors qu'il est seulement multiplié par 3 chez les hommes).
Il y a plus d'obèses chez les femmes, et le diabète et l'hypercholestérolémie sont à peu près 4 fois plus fréquents.
Le stress aussi est plus porteur de risque cardiovasculaire chez les femmes que chez les hommes.
La migraine augmente le risque cardiovasculaire chez la femme. Une étude réalisée par le *British Medical Journal* révèle que pour les femmes migraineuses, le risque de mortalité précoce est augmenté de 50 %, celui d'infarctus de 39 % et celui d'AVC de 62 %.

LES 3 ÉTAPES IMPORTANTES DANS LA VIE HORMONALE DE LA FEMME

✔ ***La période de la contraception***

La plupart des pilules contiennent des œstrogènes de synthèse, et ces hormones ont tendance à favoriser la coagulation, c'est-à-dire la formation de caillots de sang pouvant boucher une artère (ou une veine), surtout si la personne présente des facteurs de risques cardiovasculaires : antécédents familiaux, tabac, cholestérol élevé, diabète, hypertension...

✔ ***La grossesse***

Pendant la grossesse, le volume sanguin augmente, la fréquence cardiaque augmente, le cœur travaille plus et peut ainsi révéler une maladie cardiaque ignorée ou l'aggraver. Une femme enceinte atteinte de maladie cardiaque a près de 100 fois plus de chances de mourir. D'où l'intérêt d'un bilan cardiovasculaire, surtout si la grossesse est tardive.

✔ ***La ménopause***

À la ménopause, les femmes font face à une chute de leur taux d'hormones naturelles, entraînant quelques bouleversements, parmi lesquels une prise de poids, une augmentation du cholestérol, un risque accru de diabète. Ajouter à cela un allongement de la durée de vie qui fait que la période de ménopause est souvent plus longue que celle en activité hormonale.

DES SYMPTÔMES ATYPIQUES

Il est vrai que les différences avec les hommes se situent aussi au niveau du diagnostic, parfois plus difficile. Les symptômes sont plus atypiques, moins caricaturaux que chez l'homme, même si ce n'est pas systématique non plus. D'autant que, « différence suprême » avec leur moitié, les femmes sont moins douillettes, moins chochottes, n'associent pas leurs symptômes à un problème de cœur, ce qui ne facilite pas le diagnostic. Il m'est arrivé d'évoquer un problème coronarien chez une femme présentant de simples brûlures d'estomac, des douleurs abdominales, dorsales, une grande fatigue, un vertige, des palpitations, et même des douleurs aux poignets ! Tous ces symptômes peuvent faire penser à tout sauf à un problème cardiaque aigu. Ce n'est pas un sixième sens mais le résultat d'un faisceau de présomptions qui y fait penser.

Une autre différence importante se situe au niveau anatomique : les artères coronaires féminines sont plus fines que celles des hommes, se « spasment » plus facilement et se bouchent donc plus facilement.

LE SYNDROME DE TAKO TSUBO

Le cas extrême est le fameux syndrome de Tako Tsubo, ou syndrome du cœur brisé, qui ne survient que chez la femme. Il s'agit d'une véritable « sidération », le plus souvent après un gros choc émotionnel ou gros stress. Les symptômes sont ceux d'un infarctus du myocarde avec douleur thoracique, ainsi que ceux d'une insuffisance cardiaque avec essoufflement, le cœur n'effectuant plus sa fonction de pompe car paralysé. Malgré ce tableau plus que spectaculaire justifiant une hospitalisation immédiate, les coronaires analysées sont normales et l'évolution est favorable en quelques jours ou quelques semaines. C'est pourquoi, à tort ou à raison, ne jamais contrarier une femme !

MESDAMES, VOICI MES CONSEILS POUR FAIRE UNE CRISE CARDIAQUE

✔ Si vous prenez la pilule, fumez !

✔ En cas de douleur thoracique, n'appelez pas immédiatement, attendez que ça passe.

✔ Ne faites pas de check-up cardio avant la ménopause.

✔ Si vous avez deux facteurs de risque cardiovasculaire, attendez le troisième.

✔ Avec ou sans cholestérol, avec ou sans surpoids, mangez gras et sucré.

✔ Ne pratiquez pas d'exercice physique, même si vous êtes mince.

✔ Laissez-vous envahir par le stress au travail.

✔ Si vous avez un ou deux parents directs cardiaques, fumez !

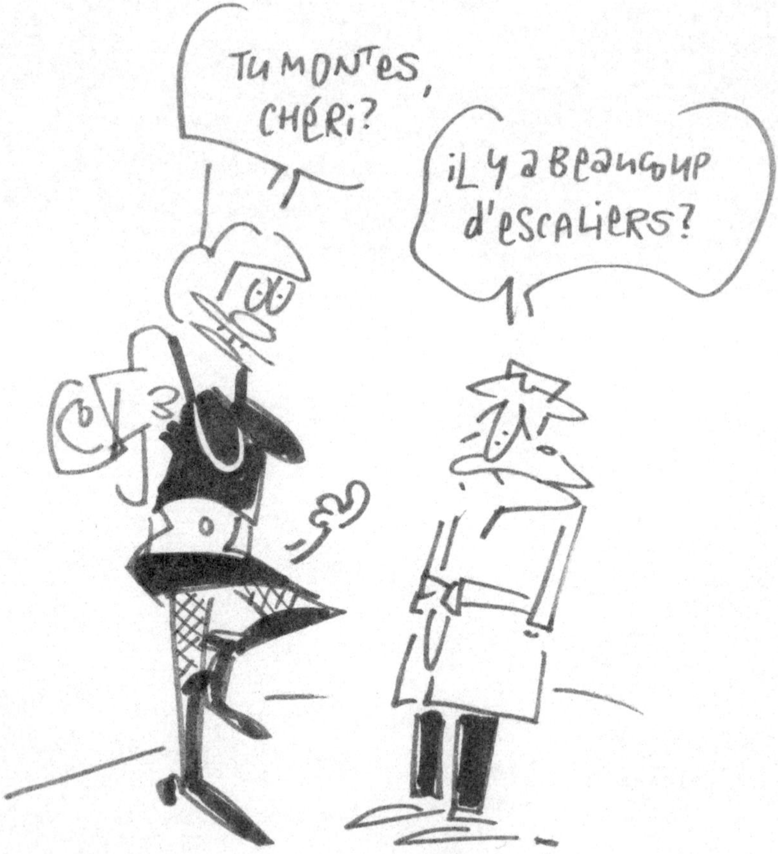
TU MONTES, CHÉRI?
IL Y A BEAUCOUP D'ESCALIERS?

7

Cœur et sexe

QUIZ DU SEXE ET DE LA CRISE CARDIAQUE

1) L'abstinence chez la femme augmente le risque cardiovasculaire.

2) Les produits type Viagra®, Cialis®, Levitra®, Spedra® sont contre-indiqués chez les patients cardiaques.

3) La plupart des affections cardiaques contre-indiquent les rapports sexuels.

4) On peut mourir pendant l'extase !

5) C'est juste après le rapport sexuel que le risque cardiaque est le plus important.

6) 25 minutes de jambes en l'air correspondent à 600 calories.

Réponses

1) Vrai, d'après une étude faite sur 2 000 personnes de 57 à 85 ans. Quant au risque accru d'infarctus chez la femme migraineuse, n'y voyez aucun rapport...

2) Faux, on doit uniquement ne pas les associer aux dérivés nitrés.

3) Faux.

4) Vrai, et c'est beau... mais exceptionnel !

5) Vrai, multiplié de 2 à 4.

6) Faux, 100 pour l'homme, 70 pour la femme.

DE NOMBREUX ÉLÉMENTS ONT INFLUÉ SUR LA SEXUALITÉ DES HOMMES ET DES FEMMES

✔ L'apparition dans les années 1980 du sida a considérablement freiné « l'élan sexuel » démarré en trombe après la « révolution » de 68, alors qu'on venait enfin de se débarrasser de la syphilis et autres maladies vénériennes devenues facilement curables.
✔ L'allongement de la durée de vie et par la même occasion de l'activité sexuelle.
✔ L'arrivée de médicaments efficaces dans les troubles de l'érection.
✔ Les pratiques homosexuelles plus répandues et banalisées.
✔ L'influence des sites Internet et du 2.0 dans la vie sexuelle des gens.

La question qui m'est plus que fréquemment posée au cabinet, principalement par les hommes, les femmes étant plus réticentes à la poser :
« Docteur, puis-je pratiquer une activité sexuelle sans problème malgré mon âge, ma condition, ma maladie, mes médicaments..., la tronche de ma femme (ou de mon mari) ? »
La deuxième question :
« Docteur, je sens ma libido baisser, est-ce ma pathologie cardiaque, est-ce mon traitement, la tronche de ma femme (ou de mon mari) ? »
Et là, avant de répondre plus ou moins sérieusement, je meurs souvent d'envie de demander la photo du partenaire, éventuelle cause du problème.
À la troisième question, heureusement plus rare, sur le type d'activité sexuelle conseillée, j'avoue rester pour le moins perplexe et réfléchir à deux fois avant de sortir soit une vanne à 3 balles, soit une réponse de Normand.

LE SEXE ET L'ÂGE

En 2017, l'activité sexuelle reste un élément important dans la vie des gens, jeunes ou moins jeunes, voire très âgés, malades ou en bonne santé. Je suis toujours étonné d'apprendre par mes patients souvent très âgés qu'ils conservent une activité sexuelle, certes réduite, mais à laquelle ils tiennent vraiment. Je suis depuis plusieurs années un génial patient de 77 ans qui me demande à chaque consultation une ordonnance de Viagra pour batifoler avec deux ou trois « jeunettes », et qu'il cache soigneusement dans la semelle d'une de ses chaussures. Sauf qu'un jour je le vis arriver dépité, au bord de la dépression : il avait inversé ses ordonnances, caché celle de ses médicaments dans sa chaussure et demandé à sa femme d'aller à la pharmacie avec l'autre ordonnance ! Il a depuis... repris sa vie de Casanova.

LE SEXE, ACTIVITÉ PHYSIQUE

En fait, l'acte sexuel représente une activité physique d'intensité modérée. Un rapport sexuel d'environ 25 minutes représente une dépense de 100 calories chez l'homme et 70 chez la femme, la tension artérielle n'excède pas 170/90 mmHg de systolique (17/9) et la fréquence cardiaque 130 battements par minute, pendant les 10 à 15 secondes de l'orgasme, hommes et femmes ayant les mêmes réponses cardiovasculaires. Mais c'est bien sûr ultra variable en fonction de nombreux critères, l'âge, la condition physique, le type de rapport, couché, debout, au-dessus, en dessous, accroché au lustre, et équivaudrait à un exercice modéré d'environ 25 minutes entre la marche rapide (4,8 km/h) et le jogging (8 km/h).

Bien entendu, le « délit sexuel » étant effectué dans des conditions « hors normes », partenaire beaucoup plus jeune, lieu atypique, repas lourd et/ou alcoolisé, consommation tabagique, prise de substances illicites, « acte coupable »... chez une personne âgée, aura plus de conséquences cardiovasculaires. Le stress accroît aussi l'énergie dépensée, donc le risque.

Dans l'immense majorité des cas, les rapports sexuels ne débouchent pas sur un accident cardiovasculaire, infarctus du myocarde compris. De plus, aucun médicament à visée cardiovasculaire ne contre-indique l'acte sexuel, sauf la trinitrine (trinitroglycérine), produit que l'on prend en cas de crise d'angine de poitrine et qu'il ne faut pas utiliser à proximité du rapport.
Cependant, si le risque est négligeable pendant le rapport sexuel, il n'est pas égal à zéro, car le risque d'accident cardiovasculaire est malgré tout multiplié par 2 dans l'heure suivant les rapports et par 4,4 chez les patients sédentaires.
D'autre part, l'étude Monica a observé qu'après 54 ans, un pic d'attaques cardiaques se situait le lundi matin. En revanche, chez les hommes de 25-44 ans, le nombre d'infarctus du myocarde était maximal le samedi et le dimanche, un fait qui demeure inexpliqué mais qui a conduit les chercheurs toulousains à suspecter l'activité physique (sport, jardinage...).

L'ABSTINENCE FÉMININE

Une autre étude canadienne récente, sur 2 000 personnes âgées de 57 à 85 ans, a montré que les hommes sexagénaires qui avaient des relations sexuelles fréquentes présentaient un risque accru de maladies cardiovasculaires. Une raison à cet accroissement des risques proviendrait des difficultés émotionnelles et mentales plus importantes, endurées par les hommes âgés pour atteindre l'orgasme. Elles les pousseraient à s'épuiser davantage et augmenteraient leur stress. Le comble pour nous, représentants du « sexe fort », est que cette tendance est inversée pour les femmes. L'abstinence chez la femme augmente son risque cardiovasculaire ! Peut-être a-t-on enfin trouvé l'argument pour qu'elles...
En conclusion, il n'y a quasiment pas de contre-indication à s'éclater sexuellement, si on est atteint de maladie cardiovasculaire, à condition qu'elle soit bien diagnostiquée et contrôlée par un traitement médicamenteux bien prescrit et une hygiène de vie correcte, une bonne alimentation, un exercice physique régulier...

Tout cardiaque, qui peut monter deux à trois étages sans présenter de symptôme tel que douleur thoracique, essoufflement anormal, palpitations, malaise… peut faire l'amour tranquillement. Dans le cas contraire, il est conseillé de revoir son cardiologue pour faire un point, rééquilibrer son traitement et permettre ainsi de repartir comme en 40.
Quant à la mort subite pendant l'extase, elle est rarissime mais magnifique. Mais c'est quand même mieux de la prévenir… pour recommencer.

POUR AVOIR UNE CRISE CARDIAQUE

✔ Si vous êtes une femme, abstenez-vous de faire l'amour après votre ménopause.
✔ Fumez, buvez de l'alcool avant ou pendant l'acte.
✔ Aidez-vous de drogues illicites.
✔ Ne prenez pas vos médicaments pour votre cœur.
✔ Ne prévenez personne en cas de symptômes pendant le rapport.
✔ Couchez avec Angelina Jolie, mais là… ça vaut le coup.

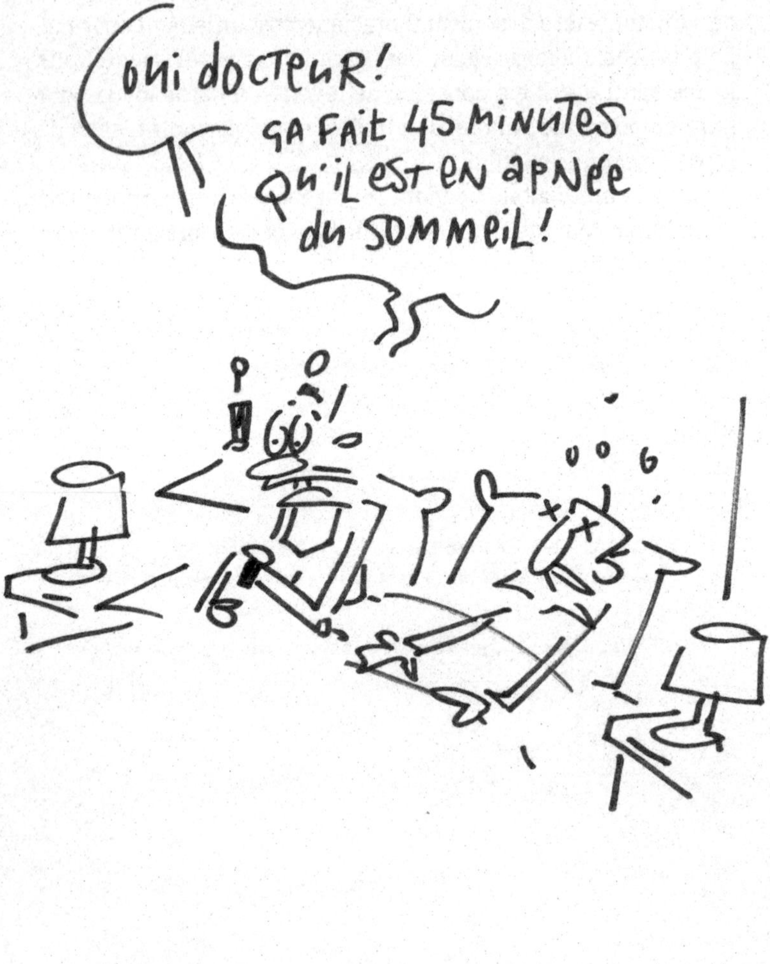
Oui docteur!
ÇA fait 45 minutes qu'il est en apnée du sommeil!

8

Cœur et hypertension artérielle

QUIZ DE L'HYPERTENSION ARTÉRIELLE

1) 10 % de la population française sont hypertendus.
2) Les fruits de mer sont peu salés.
3) La tension artérielle baisse avec l'alcool.
4) Le traitement de l'hypertension artérielle est un traitement à vie.
5) Ronfler la nuit peut faire monter la pression artérielle.
6) Les anti-inflammatoires soulagent la douleur et font baisser la pression artérielle.

Réponses

1) Faux, 20 %.
2) Faux, très salés.
3) Faux, elle monte.
4) Faux, il m'arrive tous les jours de diminuer ou arrêter un traitement antihypertenseur.
5) Vrai, surtout quand on fait de l'apnée du sommeil.
6) Faux, ils la font monter.

Scores

Vous avez obtenu 6 bonnes réponses, passez directement au chapitre suivant.

De 3 à 5 réponses correctes, c'est bien, mais lisez quand même ce qui suit.

Moins de 3 bonnes réponses, apprenez par cœur ce qui suit.

RÉGLISSE, L'AMIE DE L'HYPERTENSION

Je vois pour la première fois un patient à mon cabinet, adressé par un de mes confrères généralistes. À ce patient de 45 ans qui ne se plaint de rien et qui ne prend aucun médicament, qui n'a pas d'antécédents familiaux, je trouve une tension artérielle à 160/95, c'est-à-dire élevée. Après un interrogatoire policier, un examen clinique normal, un électrocardiogramme normal, une échographie normale, une biologie normale, j'attends quelques jours puis lui reprends sa tension. Celle-ci reste aussi élevée. Je me résous à lui prescrire un traitement et au moment de me quitter, pris par un élan de générosité, ce patient me propose un cachou dont je tairai la marque. Je ris jaune, c'est le cas de le dire, et lui demande s'il en consomme régulièrement. 3 ou 4 fois par jour pour l'haleine, me répond-il... La seule question que j'avais oublié de lui poser, nul que je suis ! Les cachous contiennent de la réglisse, ou glycyrrhizine, qui fait grimper la tension. À l'époque où le service militaire existait encore, les étudiants qui voulaient se faire réformer en consommaient en grande quantité quelques jours avant l'entrée au régiment et tous avaient une tension artérielle au plafond. Quant à mon patient, l'arrêt de sa consommation de réglisse normalisa sa tension.

L'HYPERTENSION, LE *SILENT KILLER* !

À part ce cas plutôt atypique, l'hypertension artérielle est plus que fréquente car elle touche près de 20 % de la population française adulte et son incidence tend à augmenter. Elle touche près d'une personne sur deux après 65 ans, et plus de neuf personnes sur dix après 85 ans. On l'appelle le *silent killer*, le tueur silencieux, car les symptômes cliniques d'alerte sont peu fréquents, laissant la maladie évoluer insidieusement. Les maux de tête typiques sont rares. En effet, sur à peu près 14 millions d'hypertendus, seule la moitié est diagnostiquée et sur cette moitié, seule la moitié est bien traitée, ce qui fait qu'un hypertendu sur quatre est correctement traité !

C'EST QUOI, L'HYPERTENSION ?

L'hypertension artérielle, c'est quand la pression dans les artères et le cœur est augmentée anormalement au repos, dépassant 140 mm de mercure pour la systolique, quand le cœur se contracte, et 90 pour la diastolique, quand le cœur se relâche.
Cette pression artérielle n'est pas figée et varie tout au long de la journée, atteignant son max au petit matin et vers 18 heures, et son minimum la nuit. Elle augmente normalement à l'effort, pendant la digestion, les épisodes de stress.
Les conséquences de l'hypertension sont artérielles et cardiaques, les artères soumises à une trop forte pression se durcissent, s'épaississent et se referment, causant infarctus du myocarde, AVC et autres maladies comme l'insuffisance rénale. Le cœur, lui aussi soumis à une forte pression, résiste au début en se musclant puis se distend et perd de sa force, ce qui est signe d'insuffisance cardiaque. Enfin, lors d'une poussée d'hypertension artérielle importante, un vaisseau peut se rompre et entraîner une hémorragie, parfois cérébrale. Les Japonais, qui mangent beaucoup de poisson, font peu d'infarctus du myocarde, mais ils font plus d'hémorragies cérébrales, car ils mangent très salé, la sauce soja par exemple.
Dans l'immense majorité des cas, l'hypertension est dite « essentielle », c'est-à-dire sans cause ou plutôt d'origine génétique, comme si votre « thermostat tensionnel » était déréglé. C'est pourquoi l'hypertension artérielle ne se guérit pas (pour l'instant) mais se corrige par des médicaments.
Mais si cette hypertension est essentielle, elle est majorée par le surpoids, la consommation excessive de sel, l'altération du sommeil – en particulier l'apnée du sommeil qu'il faut absolument rechercher –, le tabac, l'alcool, le stress.
S'il est important de lutter contre ces facteurs qui majorent l'hypertension artérielle, celle-ci justifie le plus souvent un traitement médicamenteux qu'il faut prendre scrupuleusement et qu'il ne faut pas modifier sans avis médical, encore moins l'arrêter de soi-même. Il faut informer son médecin des éventuels

autres médicaments pris, certains faisant monter la tension comme les anti-inflammatoires. L'inobservance du traitement est pire que la maladie elle-même.

ET LE SAS, L'APNÉE DU SOMMEIL?

Comment parler d'hypertension artérielle sans parler du syndrome d'apnée du sommeil, affection plus fréquente qu'on ne le croit et qui est heureusement mieux diagnostiquée qu'autrefois grâce à la simplification des appareils de diagnostic de polygraphie respiratoire.
Le syndrome d'apnée du sommeil, ou SAS, c'est quand, plusieurs fois par nuit, vous vous arrêtez de respirer. Les voies respiratoires sont obstruées, provoquant ronflements, étouffements, réveils répétés et surtout fatigue, somnolence la journée et difficultés de concentration. Combien de mes patients me racontent être obligés d'arrêter un speech ou une réunion du fait d'une envie irrépressible de dormir. Je n'ose les imaginer au volant !
Les personnes atteintes de SAS ont trois fois plus de risques d'être hypertendues, et sont plus résistantes aux traitements de l'hypertension. Si ronfler la nuit n'est pas grave (sauf pour les voisins...), faire de l'apnée du sommeil augmente votre risque cardiovasculaire ; parlez-en à votre médecin. Mes patients corrigés de leur SAS sont véritablement transformés. Ils retrouvent une pêche d'enfer qu'ils n'avaient plus depuis belle lurette et contrôlent mieux leur hypertension.

LE SEL, LE MEILLEUR AMI DE L'HYPERTENSION

Si l'hypertension artérielle est d'origine génétique, elle est déclenchée ou majorée par une consommation excessive de sel. Pour caricaturer, le sel retient l'eau, et si vous mangez salé, vous aurez plus d'eau dans les artères et dans le cœur, et comme c'est un circuit fermé, la pression va monter. Et le sel est partout dans les aliments, tantôt pour rehausser le goût, tantôt pour vous donner soif et consommer plus de boissons vendues par les mêmes qui vous vendent des aliments salés !

QUELS SONT LES ALIMENTS SALÉS ?

En gros la charcuterie (médaille d'or au jambon de Bayonne, d'argent au saucisson sec et médaille de bronze à la saucisse de Strasbourg), certains fromages (le roquefort, le fromage fondu, le cantal, le parmesan...), les fruits de mer et coquillages, la morue, les poissons fumés, panés, en conserve, en terrine, le surimi, les céréales du petit-déjeuner, le pain (6 grammes de sel dans une baguette !), les fruits secs salés, les olives noires, les biscuits et pâtisseries, le beurre demi-sel, le jus de tomate, presque toutes les eaux gazeuses, les cubes pour bouillon, et enfin les plats cuisinés préparés.
Et sachez que les études ont montré que l'on finissait toujours par s'habituer au goût moins salé. Ça vaut donc le coup d'essayer et de se faire violence quelques semaines.

Quand j'étais interne, nous cherchions tous un prétexte pour ne pas être de garde les 25 décembre et 1er janvier, car tous les insuffisants cardiaques qui mangeaient des huîtres la veille flambaient leur hypertension et avaient un œdème aigu des poumons. C'est dire si le sel a un effet direct sur le cœur.
En conclusion, pour vous convaincre, sachez que les essais cliniques ont montré que le traitement de l'hypertension artérielle réduisait le risque d'AVC de 35 à 40 %, le risque d'infarctus du myocarde de 15 à 25 %, et d'insuffisance cardiaque de 64 %.

POUR AVOIR UNE CRISE CARDIAQUE LORSQU'ON EST HYPERTENDU !

- ✔ Arrêtez votre traitement quand la tension est corrigée.
- ✔ Mangez très salé.
- ✔ Ne dites rien si vous êtes réveillé par un mal de tête.
- ✔ Mangez de la réglisse.

✔ Ne maigrissez pas si vous êtes en surpoids.
✔ N'arrêtez pas le tabac, puisque les médicaments suffisent.
✔ Ne vous préoccupez pas de votre stress s'il est important.
✔ Privilégiez une activité physique intense mais de courte durée plutôt que de faible intensité et prolongée.

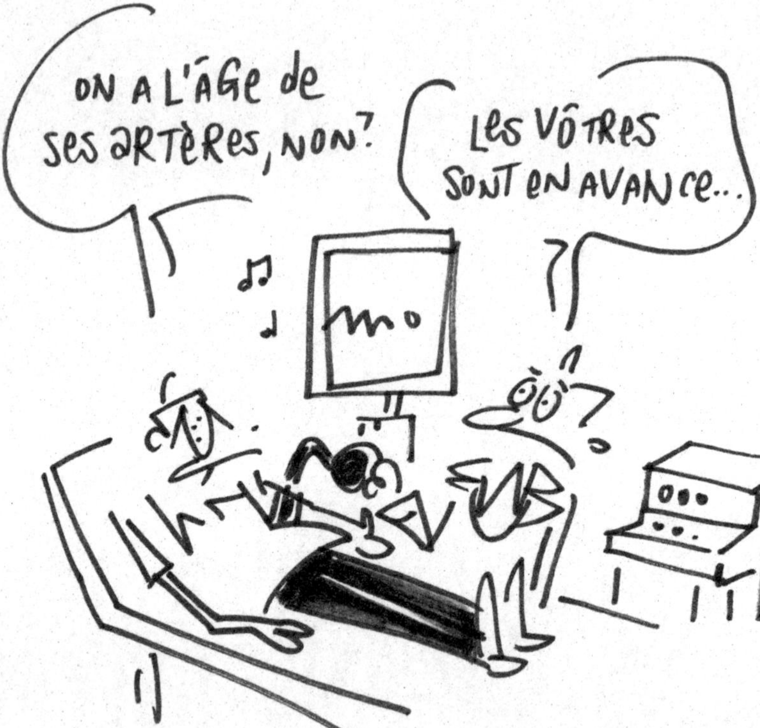
ON A L'ÂGE DE SES ARTÈRES, NON ?
LES VÔTRES SONT EN AVANCE...

9

Cœur et diabète

QUIZ DU DIABÈTE

1) Il y a 1 million de diabétiques en France.
2) L'hypoglycémie peut être plus grave que le diabète (hyperglycémie).
3) Le taux normal de glycémie est aux alentours de 1/litre.
4) 100 000 diabétiques ne savent pas qu'ils le sont.
5) Le diabète est la 3e cause d'accidents cardiovasculaires.
6) 2 % des diabétiques sont aveugles.
7) Il y a plus de diabétiques en métropole qu'en outre-mer.

Réponses

1) Faux, 3,7 millions et 56 millions en Europe.
2) Vrai, si le diabète est grave à moyen et long terme, l'hypoglycémie est plus grave à court terme. En effet, lorsque l'on manque de glucose, l'organisme compense en utilisant les lipides et les protides pour son énergie. Mais il y a un organe « noble » qui ne sait utiliser que le glucose, c'est le cerveau, c'est pourquoi une hypoglycémie sévère peut entraîner un véritable AVC. C'est la raison pour laquelle toute personne atteinte d'un malaise, quel qu'il soit, doit prendre du sucre. Si c'est une hypoglycémie, le malaise disparaît en quelques instants, faisant en même temps le diagnostic d'hypoglycémie. Il vaut mieux prendre un sucre pour rien que de risquer une hypoglycémie et ses conséquences !
3) Vrai, on considère qu'à partir de 1,26 g, il y a un problème.
4) Faux, près de 700 000.
5) Faux, la 2e.

6) Vrai.
7) Faux, c'est l'inverse, et plus de diabète chez l'homme, plus de diabète dans le Nord, plus de diabète chez les plus pauvres.

LE DIABÈTE ET LA STATION-SERVICE

Je dis toujours que les maladies cardiovasculaires sont des maladies « propres » car, avant l'incident ou l'accident, le patient est asymptomatique, c'est-à-dire qu'il ne présente pas de symptômes qui vont le gêner dans sa vie quotidienne. Le taux de cholestérol est juste un chiffre sur un résultat sanguin, la cigarette n'entraîne aucun symptôme particulier, la tension artérielle élevée ne donne que peu souvent mal à la tête. Tout ceci n'alerte pas le patient, entraîne un certain déni de sa maladie et ne le pousse pas à se traiter.

Il en va de même pour le diabète qui, jusqu'aux premières complications, se résume à un taux de glycémie élevé sur un résultat de laboratoire. C'est pour toutes ces raisons que le patient n'est pas franchement encouragé à prendre un traitement, car il n'en voit pas de bénéfice particulier immédiat si ce ne sont d'éventuels effets secondaires. Si toutes les personnes hypertendues ou diabétiques avaient un gros eczéma violacé sur le nez, elles se traiteraient immédiatement !

C'est pourquoi le rôle majeur du médecin est d'expliquer de la façon la plus simple possible le mécanisme de la maladie de son patient, le rendant du coup actif, acteur de sa santé.

Pour faire comprendre facilement à mes patients le mécanisme du diabète, je fais souvent le parallèle avec... le plein d'essence. Vous arrivez dans une station-service, vous décrochez la perche, vous ouvrez la porte arrière de votre voiture et vous versez l'essence... sur la banquette arrière. Croyez-vous que votre voiture va avancer ? Avec le diabète, c'est la même chose, sauf que le carburant, c'est le glucose, et le réservoir, c'est la cellule qui utilise le glucose à bon escient. Et la perche, c'est l'insuline qui fait entrer le glucose dans la cellule. En dehors de la cellule, le glucose

ne sert à rien, pire il est nocif. Pour encore mieux comprendre, imaginez la molécule de glucose comme un mini cure-dent. Et lorsque votre glycémie est élevée dans le sang, des millions de mini cure-dents tapent en permanence contre la paroi des artères. En réaction, les parois artérielles se durcissent d'abord puis se referment. Si c'est une coronaire, c'est l'infarctus du myocarde ; si c'est une artère cérébrale, c'est l'AVC ; si c'est une artère rénale, c'est l'insuffisance rénale. Vous comprendrez pourquoi le diabète est un des principaux facteurs de risque cardiovasculaire.
L'insuline, sécrétée par le pancréas, est l'élément moteur du diabète, car elle possède la « clé » pour faire entrer le glucose dans la cellule.

DIABÈTE DE TYPE I OU II?

Si votre pancréas ne fabrique pas d'insuline, c'est le diabète de type I, ou diabète insulinodépendant, où l'unique traitement est, pour l'instant, des injections quotidiennes d'insuline. Ce diabète est rare, démarre quand on est jeune et ne représente que 6 % de la population diabétique.
Plus fréquent, le diabète de type II, ou diabète non insulinodépendant, est caractérisé par une insuline de mauvaise qualité qui a du mal à faire entrer le glucose dans la cellule. Il représente l'immense majorité de la population diabétique, plutôt en surpoids, plutôt sédentaire, plutôt après 50 ans, même si on diagnostique ce type de diabète de plus en plus jeune.
Mais rassurez-vous, si le diabète abîme les artères, il abîme aussi les nerfs en provoquant ce que l'on appelle des neuropathies périphériques.
En effet, l'hyperglycémie va à la longue attaquer la gaine de myéline qui entoure les nerfs et provoquer des troubles de la sensibilité de différentes parties du corps comme les pieds et le visage, entraîner des troubles de l'érection. Le diabète peut aussi augmenter le seuil de douleur, c'est la raison pour laquelle le diabétique peut parfois faire un infarctus du myocarde sans s'en apercevoir !

LES CONSEILS AU DIABÉTIQUE POUR AVOIR UNE CRISE CARDIAQUE

✔ Prenez du poids ou faites le yoyo avec lui, c'est encore mieux.

✔ Buvez des sodas, mangez des biscuits, c'est bon pour le moral.

✔ Ne faites pas de bilan cardiovasculaire chez votre médecin tant que vous n'avez aucun symptôme, quel qu'il soit.

✔ Si vous avez une glycémie élevée, ne faites rien, c'est juste un chiffre sur une analyse.

✔ Si vous ne tolérez pas votre traitement anti-diabète, arrêtez-le, vous en parlerez à votre médecin à la prochaine consultation.

✔ Si votre vue baisse rapidement, éclairez mieux votre habitat et votre bureau.

✔ Si vous avez des parents directs diabétiques, ne vous contrôlez pas, ce serait vraiment un coup de malchance d'être aussi diabétique.

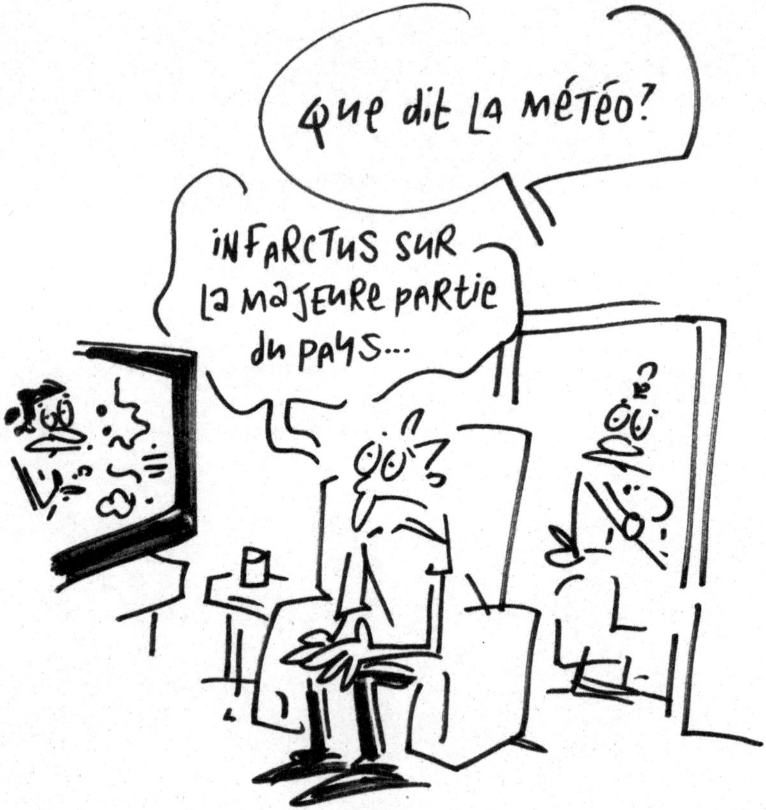
que dit la météo?
infarctus sur la majeure partie du pays...

10

Climat, saisons et pollution

QUIZ DU CLIMAT, DES SAISONS ET DE LA POLLUTION

1) Quand c'est pollué à l'extérieur, remontez les vitres de votre véhicule.
2) L'indice « Atmo » indique le degré de qualité de l'air.
3) La chaleur sèche déshydrate plus que la chaleur humide.
4) Les vêtements blancs cèdent plus de chaleur que les vêtements noirs.

Réponses

1) Faux.
2) Vrai.
3) Faux.
4) Faux.

Au moment où j'écris ces lignes, il est 7 heures du matin un jour de décembre. Il n'a pas plu depuis dix jours à Paris et, de ma fenêtre, j'observe un magnifique lever du jour sur la tour Eiffel avec un ciel bleu turquoise. Passé ce moment d'extase, je suis attiré par l'horizon un peu jaunâtre et surtout le Sacré-Cœur que je ne vois plus. Je fonce sur mon smartphone à la recherche de « l'indice Atmo » du moment : 8 ! Catastrophe ! L'indice Atmo est un indice de la qualité de l'air qui va de 1 à 10, de super clean à méga pollué. Pour donner une idée, on sait qu'au-dessus de 6, il n'est pas conseillé d'aller courir ! Devrais-je fermer mes fenêtres et me barricader chez moi ? Bien sûr que non, car quand c'est pollué à l'extérieur, c'est encore plus pollué à l'intérieur. Il est ainsi inutile de fermer les fenêtres de sa voiture, car l'air y est plus vicié qu'à l'extérieur. Mais je sais très égoïstement que mon risque « d'intoxication » est moindre car je suis au neuvième étage. Plus on se rapproche du sol, plus c'est pollué. Ouf de soulagement de courte durée car je dois foncer à l'hôpital où le service n'a jamais été aussi plein. Je réalise a posteriori que de nombreux patients se sont plaints à mon cabinet de racler leur gorge, voire de tousser.

On le sait, notre environnement influe directement sur notre comportement et notre santé. Qui ne se souvient pas des quinze jours de canicule de l'été 2003 en France avec leurs 15 000 morts. Un certain ministre de la Santé en polo noir ne les a sûrement pas oubliés !
Le climat joue un rôle important sur notre santé, plus qu'il n'y paraît, confirment les « bio météorologues ». La chaleur, le froid, l'humidité, la sécheresse, la pression barométrique, le brouillard sont autant de paramètres qui agissent directement sur notre cœur et nos artères, et cela ne risque pas de s'arranger avec les changements climatiques qui s'annoncent ces prochaines années.
Au niveau cardiovasculaire, le climat agit directement et indirectement. Directement sur le cœur et les vaisseaux, indirectement par les autres maladies qu'il provoque et qui agissent sur lui, comme les maladies pulmonaires, la dépression (la vraie, pas la dépression météorologique).

TROP CHAUD !

Tout le monde le sait, les températures élevées ne sont pas géniales pour notre fragile organisme, et en particulier pour notre système cardiovasculaire. La chaleur perturbe la régulation thermique interne, accélère le rythme du cœur, fait monter ou chuter la tension artérielle, et entraîne une déshydratation par hypersudation si elle n'est pas compensée par une prise de liquides. Il faut savoir que l'air chaud et humide tue plus que l'air chaud et sec parce qu'on se déshydrate plus vite quand l'humidité est élevée, et les changements rapides dans les masses d'air augmentent l'incidence des crises cardiaques.

Une exposition prolongée à la chaleur peut provoquer crampes, faiblesse, vertiges, insomnie ou agitation nocturne, épuisement, voire arrêt cardiaque par choc thermique.

Ces effets sont évidemment plus dangereux chez les personnes fragiles : les personnes âgées, les enfants et bien sûr les personnes cardiaques, de surcroît si elles sont âgées.

En effet, les personnes âgées réagissent plus lentement aux changements de température, évacuent moins bien par la transpiration, risquant le « coup de chaleur ». La preuve en est que la mortalité est plus élevée quand les fortes chaleurs arrivent au début de l'été qu'à la fin, car les vieux organismes n'ont pas eu le temps de s'adapter.

De plus, nos aînés et les cardiaques prennent le plus souvent des médicaments qui peuvent aggraver les effets de la chaleur et décompenser leur affection, comme les diurétiques, les antihypertenseurs, les anti-arythmiques, les antidépresseurs, les anti-inflammatoires, certains antibiotiques…

Écoutez donc quand même notre ancêtre Jacques de Chabannes de La Palice, hydratez-vous, ne restez pas au soleil, ne faites pas de sport, ne fumez pas, ne vous alcoolisez pas, n'oubliez pas de manger et boire, et au moindre symptôme, consultez un médecin.

Les perturbations climatiques ne s'arrangeant pas avec les années, il va hélas falloir nous adapter car ces épisodes de fortes chaleurs seront plus fréquents, plus intenses et plus longs.

COMMENT AVOIR UNE CRISE CARDIAQUE QUAND IL FAIT TRÈS CHAUD

✔ Sortez faire vos courses entre 12 h et 16 h.
✔ Ne buvez pas.
✔ Fumez ou buvez un bon rosé, ça va vous détendre.
✔ Prenez des bains d'eau glacée.
✔ Allez faire du sport sur la route, surtout autour de midi.
✔ Arrêtez de prendre vos médicaments puisque vous ne buvez pas.
✔ Si vous êtes âgé, buvez plus de 2 litres par jour car la personne âgée évacue moins vite l'eau qu'elle absorbe. En buvant trop, le risque est la dilution sanguine de certaines substances comme le sodium (hyponatrémie), pouvant entraîner une confusion mentale, de la somnolence, des nausées, des vomissements, des convulsions...

TROP FROID!

QUIZ DU FROID

1) Boire de l'alcool par grand froid, c'est bon.
2) Être exposé brutalement au froid est équivalent à un sprint.
3) Une baisse de 5 % de la température la veille augmente le rique d'infarctus de 10 %.
4) Par grand froid, la tension artérielle chute.
5) Comme pour la chaleur, il vaut mieux privilégier le sport en extérieur.

Réponses

1) Faux, l'alcool dilate les vaisseaux et augmente les déperditions de chaleur, et en plus diminue la sensation de froid abaissant donc la garde.
2) Vrai.
3) Faux, de 40 %.

4) Faux, elle monte.
5) Faux, il est préférable de pratiquer en terrain couvert et protégé.

Comme la chaleur excessive, le grand froid n'est pas bon pour notre cœur et nos artères, encore plus quand on a des problèmes cardiovasculaires.
Chaque diminution de 1 °C de la température augmente le risque d'infarctus de 2 %, surtout dans les deux à trois semaines qui suivent.
Lorsqu'il fait froid, le cœur accélère, la tension artérielle monte et le sang devient plus coagulable par augmentation de la concentration sanguine en fibrinogène. Un spasme des coronaires peut précipiter un problème coronarien.
L'organisme s'adapte pour conserver une température normale en son centre, c'est pourquoi il tend à ramener le sang vers le centre de l'organisme pour protéger ses fonctions vitales. Le résultat est que votre sang va s'échapper des extrémités d'où les sensations que l'on connaît au niveau des pieds, des mains, du nez, des oreilles (je ne parle pas d'une autre extrémité qui tend à « disparaître » et que les hommes connaissent bien !).
Une exposition brutale au froid serait l'équivalent d'un petit sprint de 50 mètres, dangereux sur un cœur non habitué, malade ou en voie de le devenir. Cela peut être un facteur déclenchant d'une crise cardiaque.
C'est pourquoi l'infarctus du myocarde est plus fréquent l'hiver que l'été. Mais s'il est plus fréquent l'hiver que l'été, c'est aussi pour d'autres raisons que le grand froid. En hiver, il y a plus d'infections comme la grippe, les journées sont plus courtes, limitant les possibilités de faire de l'exercice, et on se nourrit plus richement. Ainsi l'IMC augmente en hiver et le cholestérol avec. Enfin, une moindre exposition au soleil l'hiver entraîne une diminution de la production de vitamine D, et il existe un rapport entre une certaine carence en vitamine D et les maladies cardiovasculaires.

Je l'ai dit pour les grandes chaleurs et je le redis pour les grands froids, le pire arrive lorsque les changements de température sont brutaux ; c'est pourquoi les personnes âgées sont plus à risques, car leur adaptation à ces changements est plus lente et tardive. Ces situations valent pour les changements d'altitude ; plus on monte, plus le risque est grand, encore plus si on monte vite.
Des études ont montré qu'un écart de 5 °C par rapport à la veille entraînait une augmentation de plus de 40 % des cas d'infarctus.

COMMENT AVOIR UNE CRISE CARDIAQUE QUAND IL FAIT FROID

✔ Buvez de l'alcool pour vous réchauffer.
✔ Exposez-vous directement au froid pour le conjurer.
✔ Habillez-vous léger pour habituer votre organisme.
✔ Ne vous couvrez pas après un effort.
✔ Si vous avez des frissons, c'est que ça va mieux.
✔ Faites du sport après manger.
✔ En cas de malaise, vertiges, mal de tête, restez dehors, ça va vous revigorer.

LE FOND DE L'AIR EST... POLLUÉ

Toujours pas de pluie, de vent depuis plus de huit jours ce mois de décembre 2016 et la mairie de Paris a déclenché l'entrée alternée des voitures. Action un peu tardive, certes bénéfique mais négligeable tant les sources de pollution liées à l'activité humaine sont multiples et variées et causent plus de 600 000 morts en Europe et 7 millions dans le monde, sans parler de la morbidité, c'est-à-dire des maladies et des hospitalisations, beaucoup plus nombreuses. Le trafic routier, le chauffage, l'activité industrielle, la combustion des déchets sont autant d'origines de pollution de l'air. Selon l'OMS, la pollution fait partie du top 10 des facteurs de risque, devant l'hypertension artérielle et le tabac (autre source de pollution !).

Et sans parler des particules envoyées par les mines de charbon de nos amis allemands !
Certains polluants sont nuisibles pour l'environnement, d'autres pour la santé, souvent pour les deux.
Sans entrer dans les détails, l'air est composé de 20 % d'oxygène, de 78 % d'azote (N2), d'une infime quantité de gaz carbonique (CO2) et d'une multitude de gaz rares, néon, hélium, méthane, ozone, hydrogène, oxyde nitreux N2O.
Et quand c'est pollué, cela veut dire que l'air contient des impuretés et/ou que ses composants augmentent dans des proportions anormales.
L'ozone de nos rues est augmenté et piégé à basse altitude lorsqu'il fait chaud et ensoleillé, et qu'il existe une augmentation de concentration des oxydes d'azote (NOx), monoxyde de carbone (CO). Et le réchauffement climatique majore cet effet.
Les oxydes d'azote, le dioxyde de sulfure sont de puissants oxydants qui pénètrent au plus profond de notre organisme.
Le monoxyde de carbone, incolore et inodore est responsable de troubles cardiovasculaires : il empêche l'hémoglobine de nos globules rouges de fixer l'oxygène.
Les particules en suspension, le dioxyde de soufre, les très nombreux métaux lourds (plomb, aluminium, zinc) et autres joyeusetés complètent ce tableau pour altérer insidieusement mais sûrement notre santé.

La pollution de l'air aux particules fines augmente la pression artérielle, et les pics de pollution l'augmentent rapidement, avec toutes les conséquences que l'on a vues précédemment.
La pollution de l'air par les particules fines augmente aussi l'athérosclérose, en épaississant les parois artérielles et les plaques de graisses, même à de faibles concentrations. Le NO2, quant à lui, est directement impliqué dans l'augmentation de survenue de l'infarctus du myocarde.
Les variations saisonnières et la pollution ont ainsi une influence directe sur notre cœur et nos artères et mieux les comprendre

permettra de contenir leurs effets néfastes, mais ce n'est pas gagné !

POUR AVOIR UNE CRISE CARDIAQUE

✔ Passez l'hiver dans une mégalopole de l'hémisphère Nord.
✔ Pratiquez une activité sportive avec un indice « Atmo » au-dessus de 6.
✔ Achetez et faites acheter un véhicule Diesel.
✔ Ne triez pas vos ordures.
✔ Restez confiné, les fenêtres fermées, en zone très polluée.

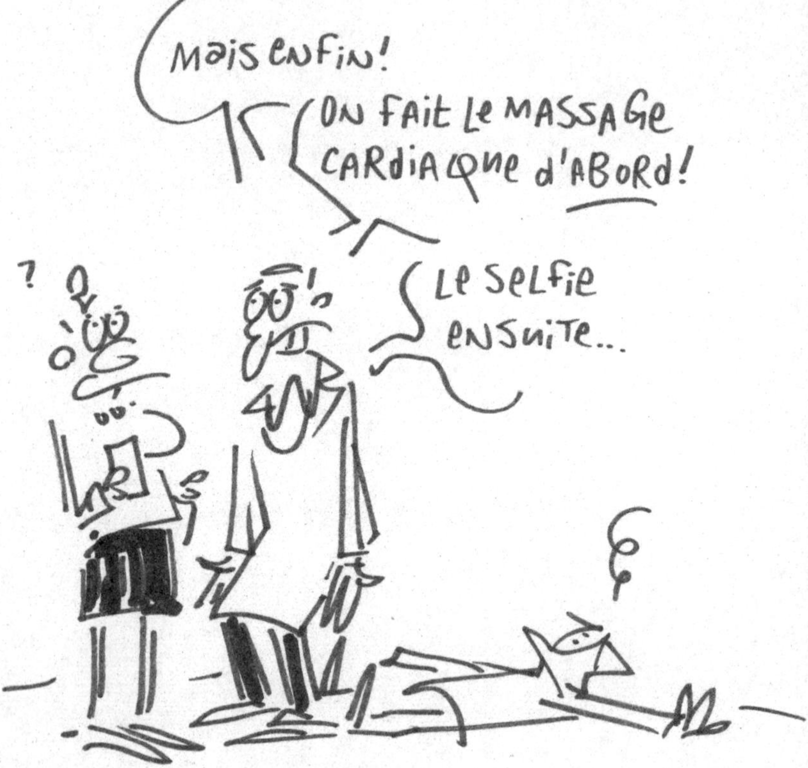
Mais enfin!
On fait le massage cardiaque d'abord!
Le selfie ensuite...

Conclusion

Vous avez enfin toutes les clefs en main pour décider de votre avenir et faire le grand pas pour passer d'une bonne santé apparente à l'accident cardiovasculaire qui ne vous tuera rapidement que dans la minorité des cas mais pourrira votre existence pendant de nombreuses années, dans l'immense majorité des cas.

Près de 150 000 décès cardiovasculaires sont recensés chaque année ! Mais ce n'est rien par rapport aux millions de patients suivis pour des problèmes cardiovasculaires, condamnés pendant de longues années à un traitement qu'ils ne vont pas toujours bien prendre et dont ils ne vont pas bien supporter les éventuels effets secondaires et interactions, quand il ne faudra pas ajouter des traitements pour contrer ces effets secondaires ; qui vont stresser au moindre symptôme, passer de consultation en consultation, subir des contrôles réguliers ou des hospitalisations récurrentes, limiter leur activité professionnelle et sociale, et enfin et surtout dépendre de leur entourage et ou influer sur lui. Combien de mes patients ont vu leurs relations s'évaporer au détour d'une maladie ou d'un accident. La vie est ainsi faite, les gens sont attirés par la lumière, moins par la souffrance. Je ne parlerai même pas du coût pour la société...

Peut-être aurez-vous compris la philosophie de ce livre pour le moins « cash », en montrant que l'on peut être acteur de son propre destin et décider de son avenir en toute conscience.

Toute ma vie professionnelle, j'ai refusé de traiter mes patients

sans leur expliquer pourquoi je les traitais, leur exposer la ou les causes de leur affection, sans jamais les culpabiliser.
Le rôle d'un médecin n'est pas d'imposer mais de proposer ; le rôle d'un médecin n'est pas d'effrayer mais de rassurer ; enfin, le rôle d'un médecin n'est pas de cacher la vérité mais de la raconter différemment en fonction du patient.
Chaque patient a sa propre perception de ses symptômes, de sa maladie, de ses rapports avec ses prescripteurs, de la réaction de son entourage professionnel et familial, et l'approche thérapeutique sera différente.
Après plus de vingt ans d'expérience, je dois avouer que vous, mon patient adoré, vous êtes le plus beau menteur de l'univers, le moins adulte de tous les temps, le plus difficile à cerner et à convaincre, le moins observant, et parfois le plus infidèle. C'est pour toutes ces raisons que je vous aime et que j'aime mon métier !
J'espère que cet humble ouvrage à double sens vous aura quelque peu éclairé, et qu'il permettra peut-être de vous éviter de diminuer vos chances de vous éclater dans votre vie. N'oubliez pas ces trois mots : « le juste milieu », ni trop, ni pas assez. Ne passez pas d'un extrême à l'autre, n'arrêtez pas complètement le fromage si vous avez du cholestérol, mais mangez-en moins, faites de l'exercice modérément et régulièrement, stressez un peu, ça vous protège, faites quelques écarts alimentaires de temps à autre, et surtout faites-vous plaisir, car le plaisir est la meilleure des thérapies.
Un dernier conseil, restez en vie encore quelques années car dans un avenir assez proche, les progrès en médecine vous permettront non seulement de vous traiter mais surtout de vous guérir de toutes les maladies, c'est promis.

LES DERNIERS CONSEILS POUR AVOIR UNE CRISE CARDIAQUE :

✔ Faites le yoyo avec votre poids.

✔ Fumez, même modérément, et surtout si vous prenez la pilule.

✔ Fumez juste avant de faire un effort physique.

✔ Ne consultez pas quand vous avez des symptômes à l'effort.

✔ Ne riez jamais.

✔ Buvez plus de 3 verres d'alcool par jour.

✔ Pratiquez les régimes extrêmes.

✔ Multipliez les « apéros/chips ».

✔ Reprenez le sport brutalement.

✔ Mangez de la réglisse.

✔ Mangez salé.

✔ Ne traitez pas votre apnée du sommeil.

✔ Modifiez votre traitement quand ça vous plaît.

✔ Ne faites jamais de contrôle médical.

Mais maintenant que vous savez tout, longue vie à vous !